Sonja Wiethölter

Das kleine Buch der Meditation

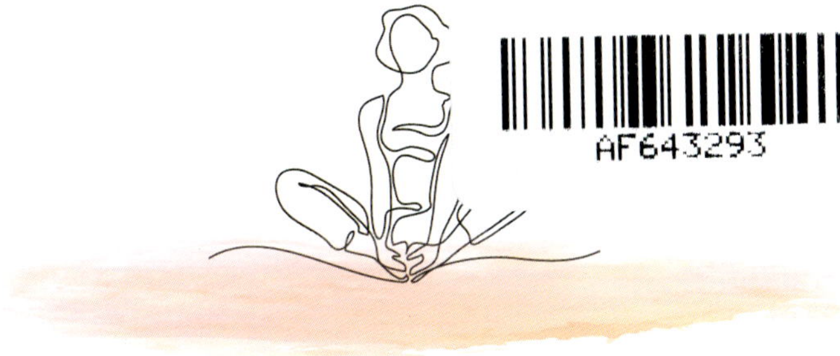

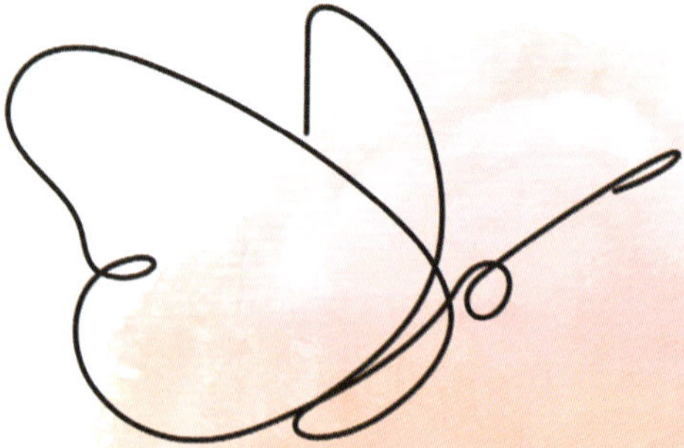

Sonja Wiethölter

Das kleine Buch der Meditation

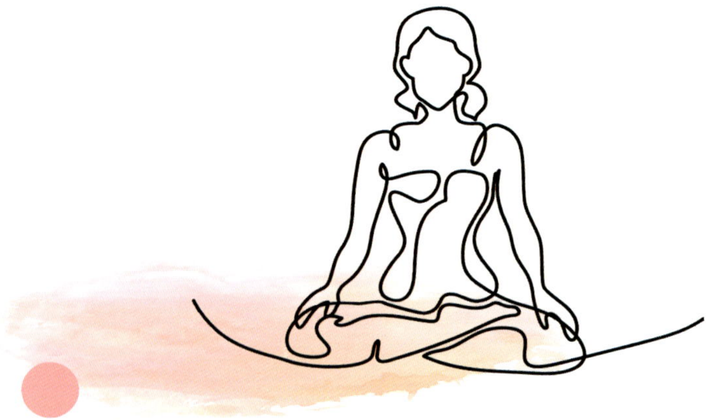

Impressum

1. Auflage 2018
Verlag Via Nova, Alte Landstr. 12, 36100 Petersberg
Telefon: (06 61) 6 29 73
Fax: (06 61) 96 79 560
E-Mail: info@verlag-vianova.de
Internet: www.verlag-vianova.de
Umschlaggestaltung Guter Punkt, München
Cover: Bianca Meding, Bissendorf
Satz: Sebastian Carl, Amerang
Druck und Verarbeitung: Appel und Klinger, 96277 Schneckenlohe

ISBN 978-3-86616-457-4

Inhalt

Für

Jörg, Tim und Lilly

Danke!

Danksagung

Von Herzen *„Danke"* sage ich...

...meiner lieben Freundin Bernadette. Du hast mir Inspiration und Selbstvertrauen geschenkt, so dass ich den Mut hatte, mein Potenzial zu entdecken und zu entfalten. Du bereicherst meinen Lebensweg.

...meinem lieben Ehemann Jörg, der mich auf meinem Weg bedingungslos unterstützt, sich gemeinsam mit mir freut und „mitfiebert" und meine scheinbar nie enden wollenden Probleme mit dem Computer löst. Du bist ein Geschenk.

...meiner lieben Schwester Petra. Dein Rat, deine Nähe und deine tiefe Verbundenheit sind für mich unendlich wertvoll. Du verstehst mich ohne Worte und machst mein Leben bunter und strahlender. Du bist mein Licht.

...Katja, Melli, Sandra, Tonti, Anja, Sabine, Daniela und Anja. Durch eure regelmäßige Teilnahme an meinen meditativen Klangabenden habt ihr mich immer wieder motiviert, neue Meditationen zu schreiben. Wie schön, dass es euch gibt.

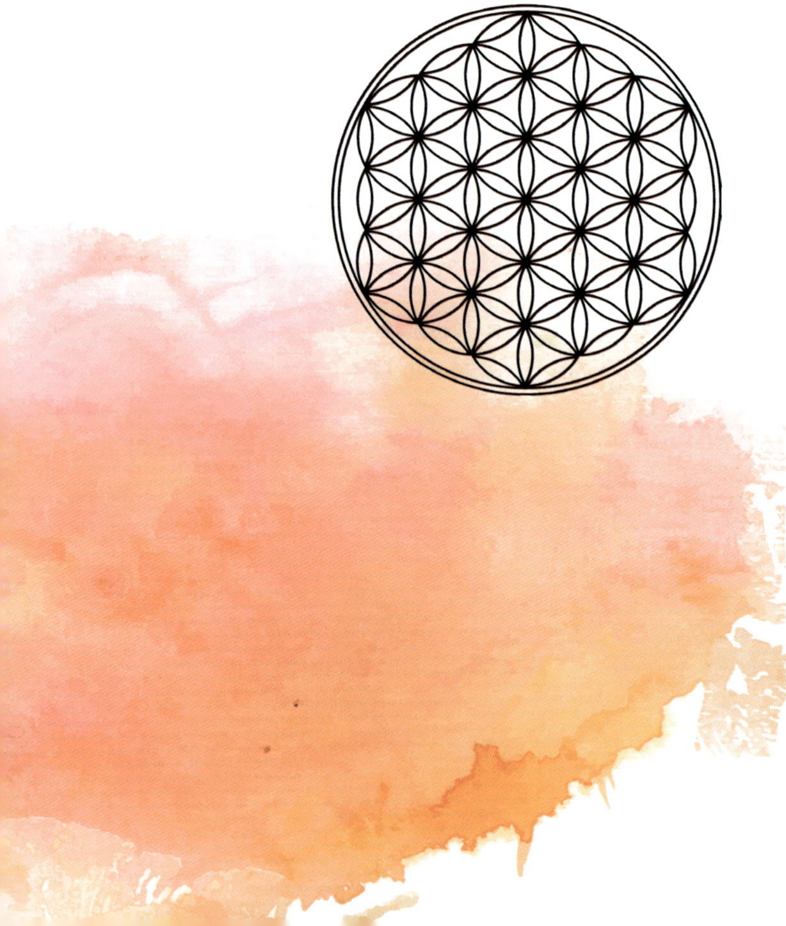

Vorwort

Liebe Leserin, lieber Leser!

Mit diesem Buch möchte ich Sie auf eine Reise mitnehmen, eine Reise, bei der Sie sich entspannen, zu innerer Ruhe finden und sich wieder ins Gleichgewicht bringen. Sie können dabei Ihre Seele einfach einmal baumeln lassen. Ich möchte Sie auf diesem Weg ein Stück begleiten, um Sie zu inspirieren, damit Sie sich für Ihre Intuition und auch für neue Sichtweisen öffnen können.

Dieses Buch wird Sie an unterschiedliche Orte führen.

Die Meditationen möchten Ihnen Mut machen, sich selbst zu entdecken, und Ihnen dabei helfen, Ihre innewohnenden Schöpfungskräfte zu entfalten. Sie unterstützen Sie dabei, neue Erkenntnisse und erfrischende Lösungswege zu entwickeln.

Es sind Reisen, die Sie tief in Ihrer Seele berühren möchten, um Sie an Ihr inneres Licht zu erinnern, die Sie gleichsam an einen Gabentisch voller Möglichkeiten und Chancen führen, einen Gabentisch, der in Ihnen liegt.

Und sie möchten Ihnen einen Schlüssel an die Hand geben, mit dem Sie erkennen, welche unbewussten Glau-

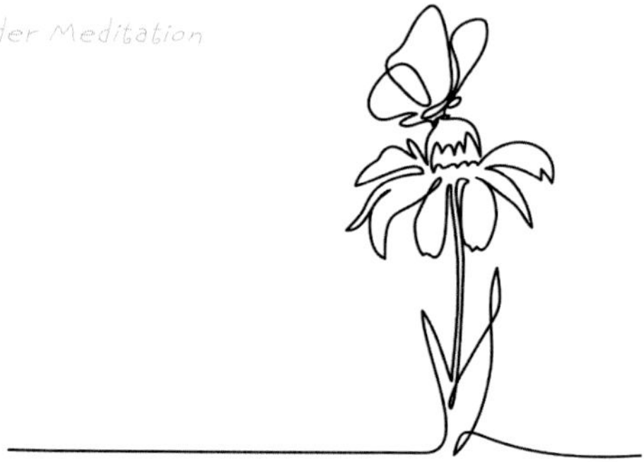

benssätze und emotionalen Blockaden Sie möglicherweise daran hindern, Ihr volles Potenzial zu leben.

Die Sprache des Unterbewusstseins ist eine besondere Sprache. Es ist eine Sprache der Bilder und Gefühle. Bilder sind äußerst vielschichtig und haben eine symbolische Kraft. Diese Kraft der inneren Bilder können Sie sich während der Meditation zunutze machen.

Fantasiereisen sind gewissermaßen ein Weg zu Ihrem Unterbewusstsein, das in Bildern denkt. Dort können Sie Impulse erhalten, Kräfte entfalten, Ressourcen aktivieren und Wahrheiten entdecken. Durch die Kraft der inneren Vorstellung wird Ihr Selbstvertrauen gestärkt und Ihre Motivation zur Erreichung Ihrer Ziele gesteigert.

Ihr inneres Erleben, die unbewusste Bilderwelt, hilft dabei, Ihnen wertvolle Inspirationen zu schenken, sodass Sie neue, kreative Ideen entwickeln können und Hoffnung und Zuversicht gewinnen.

Durch diese „Ausflüge“ in die Fantasie öffnen sich neue Türen für Sie.

Die inneren Bilder erreichen Sie leichter, wenn ich Sie bei den Fantasiereisen mit „Du“ anspreche. Das Du vereinfacht den Zugang zum Unterbewusstsein und unterstützt Sie dabei, Ihren Fokus nach innen zu richten.

Entspannung ist wesentlich für die Gesundheit. Wenn Sie entspannt sind, können Sie den Anforderungen des Alltags mit mehr Kraft und Ausdauer begegnen, Ihr Stressempfinden reduzieren und Wohlgefühl und Gelassenheit gewinnen.

Fantasiereisen sind Momente der inneren Einkehr, sie schaffen einen ruhigen Gegenpol in einer oft eher ruhelosen Zeit. Gönnen Sie sich diese Auszeit vom Alltag. Treten Sie die Reise zu Ihrer inneren Ruheinsel an.

Seien Sie es sich wert. Fühlen Sie sich frei, Ihr Leben entspannt zu leben.

Sonja Wiethölter

Geführte Meditationen

Durch die Fantasiereisen gelangen Sie
an einen Ort der inneren Bilder.

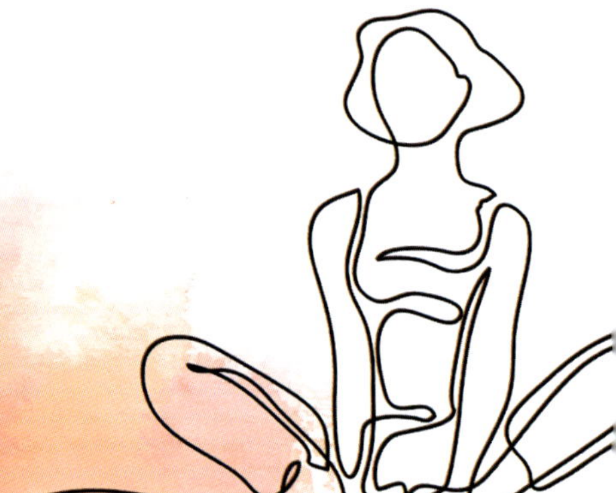

Einführung

Leg oder setz dich bequem hin, sodass du eine angenehme Position für dich findest. Es sollte eine Position sein, in der du dich eine Weile entspannen und wohlfühlen kannst und sich ein Raum der Stille und Seelenruhe für dich öffnet.

Schließ deine Augen! Wenn du die Augen nicht schließen möchtest, ist es hilfreich, sie an einem Punkt unter der Decke ruhen zu lassen.

Verabschiede dich für einen Moment von deinem Alltag und komm immer mehr bei dir selbst an. Erlaube dir, dich für eine Weile in eine angenehme Entspannung fallen zu lassen.

Dein Atem darf kommen und gehen, in seinem eigenen Rhythmus. Beobachte ihn einfach, wie er ein- und ausfließt.

So öffnest du dich mit jedem Einatmen für Ruhe und Gelassenheit.

Und mit jedem Ausatmen löst du dich immer mehr von jeglicher Anspannung. Du lässt sie einfach ziehen, nach und nach, in deinem Rhythmus.

Spüre, wie dein Körper auf diese Weise die Anspannung verliert. Vielleicht empfindest du dies als eine wohltuende Schwere oder eine befreiende Leichtigkeit. Du fühlst dich zufrieden und wohl.

Auch deine Gedanken kommen zur Ruhe. Beobachte sie, nimm sie wahr und lass sie wie die Wolken am Himmel dahinziehen. Alles darf sein, alles ist richtig an diesem Ort und zu dieser Zeit.

Du bist genau richtig, mit all deinen Gefühlen, die sich vielleicht gerade zeigen. Nimm sie wahr, beobachte sie, lass sie los; denn wisse, du bist vollkommen in Ordnung, so wie du bist.

Schenk dir diese Zeit, mach dich frei vom Alltag, genieße den Moment. Er gehört dir ganz allein. Sei es dir wert, dir diese Zeit zu schenken, dich aufzumachen auf eine Reise in dein Inneres, dort, wo sich dein Ort der Kraft, der Weisheit und Intuition befindet. Erlaube dir, frei zu sein.

Losgelöst, eins mit dem gegenwärtigen Moment, kannst du nun immer tiefer sinken in eine angenehme Entspannung. Du kannst die Türen öffnen, die in deinen inneren Raum, in den Raum deiner inneren Bilder führen. Erlaube dir, einzutreten und dich auf diese Reise zu begeben…

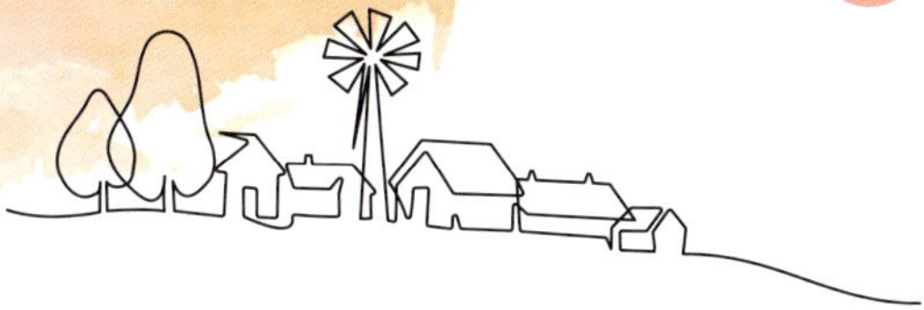

Ausklang

Am Ende der meditativen Reise: Allmählich ist es an der Zeit, dass du dich verabschiedest von deinem Raum der inneren Bilder. Reflektiere noch einmal kurz, was du von deiner Reise mitnehmen möchtest.

* Was hast du in deinem Reisegepäck?
* Welchen Ballast hast du abgeworfen?

Kehr jetzt nach und nach in deinem dir eigenen Tempo zurück ins Hier und Jetzt, sodass die inneren Bilder mehr und mehr an Intensität verlieren. Stell dir vor, du würdest aus einem Bild etwas Farbe entfernen. Dabei werden die inneren Bilder blasser und blasser. Gleichzeitig gewinnst du jedoch an Klarheit für den gegenwärtigen Moment.

Je stärker du dich von deinem inneren Raum verabschiedest, desto klarer nimmst du deine äußere Umgebung wahr.

* Wird dir bewusst, in welchem Raum du dich befindest?
* Nimmst du die Geräusche der Außenwelt wieder wahr?
* Rufst du dir den aktuellen Tag und die Tageszeit in Erinnerung?

Spür noch einmal in deinen Körper hinein! Nimm bewusst die Matte wahr, auf der du liegst, oder den Stuhl, auf dem du sitzt. Reck und streck dich! Balle deine Hände zu einer Faust! Bewege deine Füße nach rechts und links! Nimm ein paar tiefe Atemzüge, Atemzüge, durch die du Frische und Klarheit in dein ganzes Sein einfließen lässt.

* Wie fühlst du dich?
* Bist du wach und gleichzeitig entspannt?
* Trag das Gefühl der Entspannung mit in deinen Alltag, genauso wie die Energie und die Kraft, die du durch die Meditation erhalten hast.
* Fühl dich vollkommen frei, klar und aktiv.

Wenn du so weit bist, dann öffne deine Augen und sei wieder vollkommen präsent im Hier und Jetzt.

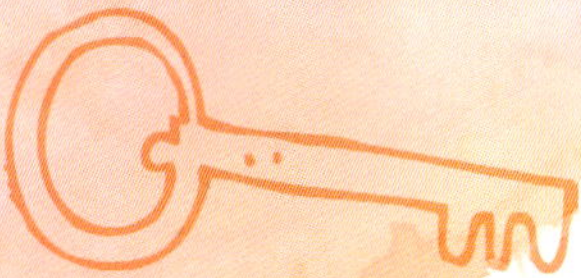

Gönne dich dir selbst.
Ich sage nicht, tu das immer.
Ich sage nicht, tu das oft.
Aber ich sage, tu es immer wieder einmal.
Sei wie für alle anderen auch für dich selbst da.

(Bernhard von Clairvaux)

1 Der goldene Schlüssel

Heute begibst du dich auf eine Reise. Voller Freude und Neugier schlenderst du einen gewundenen Pfad entlang. Ringsherum ist dieser von grünen Feldern und Wäldern umgeben. Es fühlt sich an, als ob sich die Landschaft wie ein sanfter Schutzmantel um dich legt. Du fühlst dich sicher und behütet. Du nimmst den Duft der Wälder, Blumen und Wiesen tief in dich auf. Er schenkt dir sowohl Frische als auch ein tiefes Gefühl von Schutz und Geborgenheit durch den erdigen Duft des Waldbodens.

In nicht allzu weiter Ferne entdeckst du einen Bachlauf, der sanft vor sich hinplätschert. Das Wasser ist klar und rein. Es bildet kleine Strudel und umrundet die Steine, die aus dem Wasser hervorblitzen. Munter schwimmen kleine Fische im Wasser, und durch die Strahlen der Sonne scheint das Wasser zu leuchten und zu glitzern.

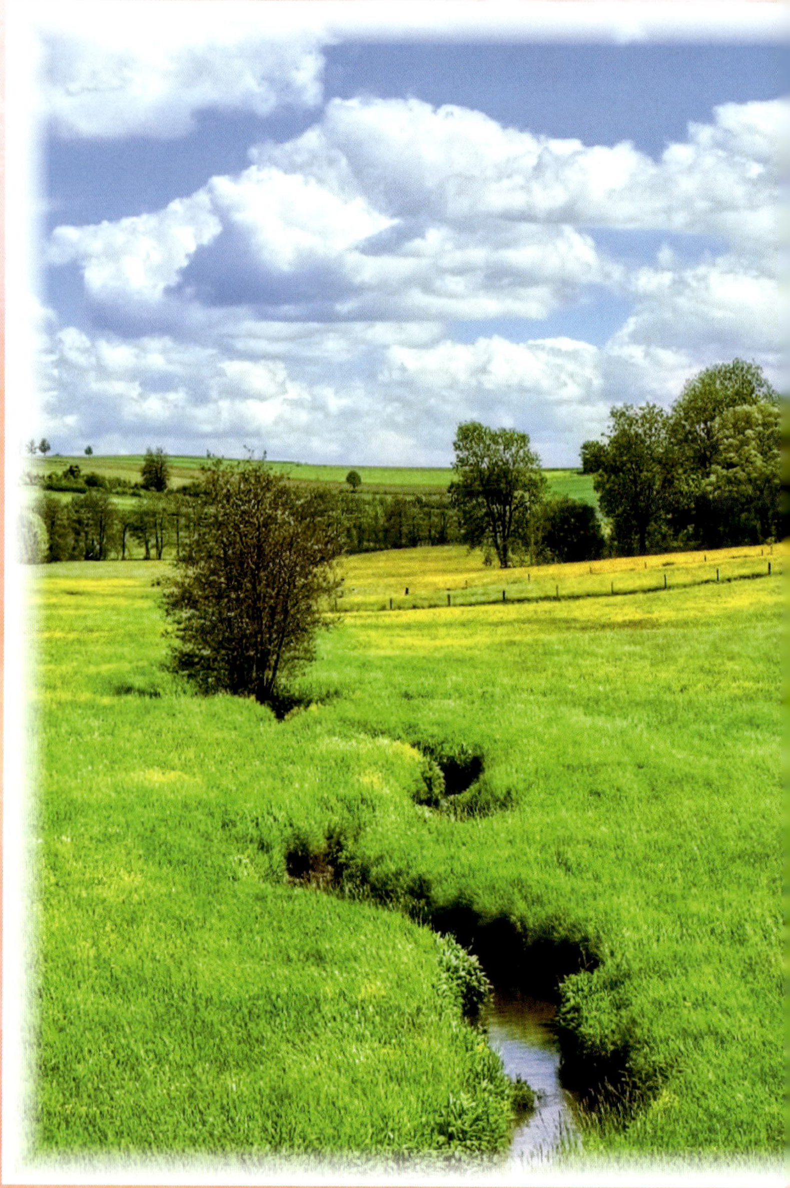

Welch ein friedvoller, besinnlicher und ruhiger Ort! Er scheint von einem besonderen Zauber umgeben zu sein. Du fühlst dich wohl und spürst, wie du nach und nach der Entspannung in dir immer mehr Raum gibst.

Du entscheidest dich, dem Weg des Bachlaufs für eine Weile zu folgen, lauschst dem Plätschern des Wassers, den Geräuschen des Waldes, dem sanften Rauschen des Windes und dem Zwitschern der Vögel. Die Sonne wärmt dich und zaubert ein sanftes Lächeln auf deine Lippen.

Auf einmal lenkt eine kleine Schatulle, die im Bachlauf durch ein paar Steine gestoppt wurde, deine Aufmerksamkeit auf sich. Sie ragt aus dem Wasser heraus und funkelt in allen Farben des Regenbogens.

Du näherst dich dem Kästchen, bückst dich und holst es behutsam aus dem Wasser heraus. Verwundert stellst du fest, dass du eine kleine Schatztruhe in deinen Händen hältst. Sie ist mit einer Schließe zugesperrt, die sich jedoch leicht öffnen lässt. Neugierig hebst du den Deckel hoch und siehst einen goldenen Schlüssel, der sich im Inneren des Schatzkästchens befindet. Und unter dem Schlüssel liegt ein kleines Blatt mit einer goldenen Aufschrift. Vorsichtig nimmst du das Kärtchen in die Hand und entdeckst voller Staunen, dass dein Name darauf geschrieben ist. Was mag das bedeuten?

Du nimmst den Schlüssel in deine Hand. Er fühlt sich

seltsam vertraut an. Eine angenehme Wärme geht von ihm aus, und tief in deinem Inneren weißt du, dass du gerade ein besonderes Geschenk erhalten hast. Du fragst dich, wohin dich dieser Fund wohl führen wird?

Langsam richtest du dich auf und beschließt, dem Bachlauf weiter zu folgen. Nach einer Weile erkennst du, dass dich dein Weg auf ein verlassenes Grundstück führt. Es ist von Dickicht umgeben und scheint lange nicht mehr betreten worden zu sein.

Du hebst deinen Blick und nimmst voller Erstaunen ein Gebäude auf dem Grundstück wahr. Es sieht aus wie ein kleines Schloss. Genauso, wie du dir ein Schloss in deinen Kinderträumen vorgestellt hast. Vielleicht ist es verwinkelt, mit vielen Türmen, vielleicht hat es einen besonderen Eingangsbereich, vielleicht ist es von einem großen Garten umgeben. Jetzt macht es eher den Eindruck, dass es schon lange verlassen und unbewohnt ist. Efeu rankt sich um das Gebäude herum, und dennoch ist der Glanz vergangener Zeiten spürbar.

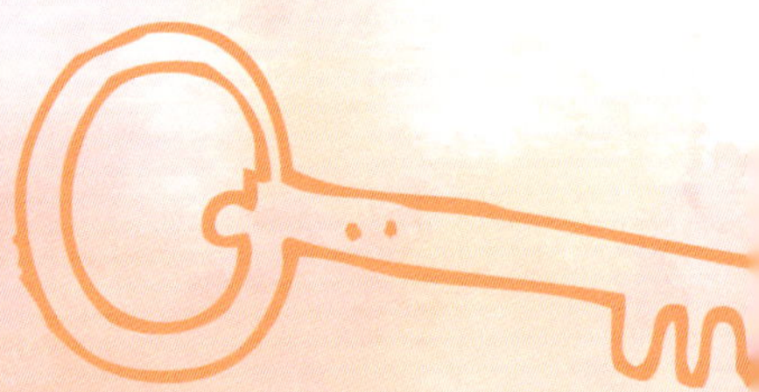

Wie von Zauberhand nimmst du wahr, dass eine angenehme Wärme von deinem Schlüssel ausgeht. Langsam bewegst du dich auf die Eingangstreppe zu. Das alles fühlt sich wie eine stille, liebevolle Einladung an, näher zu kommen. Behutsam steckst du den Schlüssel in das Türschloss. Er passt genau, und die Tür lässt sich ganz leicht öffnen. Vorsichtig betrittst du das Gebäude und schaust dich erwartungsvoll und gespannt um. Alles scheint dir seltsam vertraut. Erinnerungen werden wach. Du kennst diesen Ort, auch wenn du schon lange nicht mehr da gewesen bist. Er scheint für dich perfekt zu sein. Vielleicht etwas verstaubt, vielleicht schon lange nicht mehr mit Leben erfüllt. Und doch magisch, heimisch und freundlich.

Spielerisch begibst du dich auf Entdeckungsreise. Du beginnst damit, jeden Winkel, jede Ecke und jeden Raum zu erkunden. Auf einmal begreifst du, dass dies dein Zuhause ist. Es ist dein ureigenes Schloss, dein Tempel. Lange warst du fort. Du hast dich in der Außenwelt um viele Dinge gekümmert, dich in viele Dinge einbeziehen lassen, die dich immer weiter von deinem Zuhause weggeführt haben. Oft warst du für andere unterwegs, hast Aufgaben und Erwartungen anderer erfüllt.

Du erkennst, dass du dies aus Liebe, Mitgefühl und Verantwortungsbewusstsein getan hast. Manchmal wolltest du auch einfach nicht *Nein* sagen. Doch oft hast du dadurch deine eigenen Wünsche und Bedürfnisse nicht mehr wahrgenommen.

Dir wird auf einmal bewusst, wie wichtig es ist, sich zuallererst gut um sich selbst, um sein eigenes Zuhause zu kümmern. Daraus schöpfst du neue Kraft für dich. Daraus erhältst du die Energie, die notwendig ist, um auch in der Außenwelt für andere da sein zu können.

Fragen tauchen auf:

* Was brauchst du für dein eigenes Wohlergehen?
* Was macht dir Freude?
* Was tut dir gut?
* Wie oft bist du wirklich ganz bei dir, dir ganz nahe?

Jetzt fängst du an, aufzuräumen und zu entrümpeln, was nicht länger zu dir gehört. Du entstaubst alle Räume und befreist dich von alten Glaubensmustern und Gedankenkonstrukten, die für dich nicht mehr stimmig sind. Was benötigst du noch?

Wovon kannst du dich befreien?

Was fühlt sich eher schwer und nicht zu dir gehörig an?

Die Arbeit macht dir Spaß, und sie geht dir mit Leichtigkeit von der Hand. Alles geschieht in deinem eigenen Tempo und Rhythmus. Tiefer Frieden und innere Harmonie breiten sich in dir aus.

Es ist, als ob eine Last, die du lange getragen hast, von dir genommen würde. Du fühlst, wie du dich innerlich aufrichtest. Du atmest tief ein und aus. Mit jedem Einatmen kommst du Schritt für Schritt immer weiter in deine Mitte. Mit jedem Ausatmen gibst du all die Dinge ab, die dir nicht länger dienlich sind. Und so gelangst du langsam und voller Freude, frei von jeder Anstrengung zu dir selbst zurück. Nach und nach erstrahlst du in deinem Glanz. Du eroberst dir dein eigenes Zuhause zurück. Du fühlst dich wohl, geborgen und sicher. Ein altbekanntes Gefühl von Enthusiasmus und Leichtigkeit steigt in dir auf. Du bist ganz und gar einverstanden mit dir.

Welch ein Gefühl von Freiheit! Welch ein befreiender Weg zur Selbstliebe und Selbstachtung!

Und schließlich erkennst du: Der goldene Schlüssel zu deinem goldenen Schloss liegt ganz allein in deiner Hand. Du beschließt, von nun an gut auf ihn aufzupassen und ihn nicht mehr herzugeben. Dein Zuhause, dein Tempel gehört dir ganz allein. Du kannst Menschen und Situationen in dein Leben treten lassen. Doch du erkennst, dass du manche Erfahrungen und Lernaufgaben niemandem abnehmen kannst. Du weißt jetzt, dass der Schlüssel zu deinem Leben und deinem Wohlergehen darin liegt, dich nicht nur um andere, sondern vor allem gut um dich selbst zu kümmern. Du spürst, wie wichtig es ist, achtsam mit dir umzugehen. Dein Zuhause gibt dir die Kraft dazu, immer wieder aufzutanken und in deine eigene Mitte zurückzufinden. Mit diesem Wissen kehrst du langsam von deiner Reise zurück an den Ort, von dem aus du deine Reise begonnen hast.

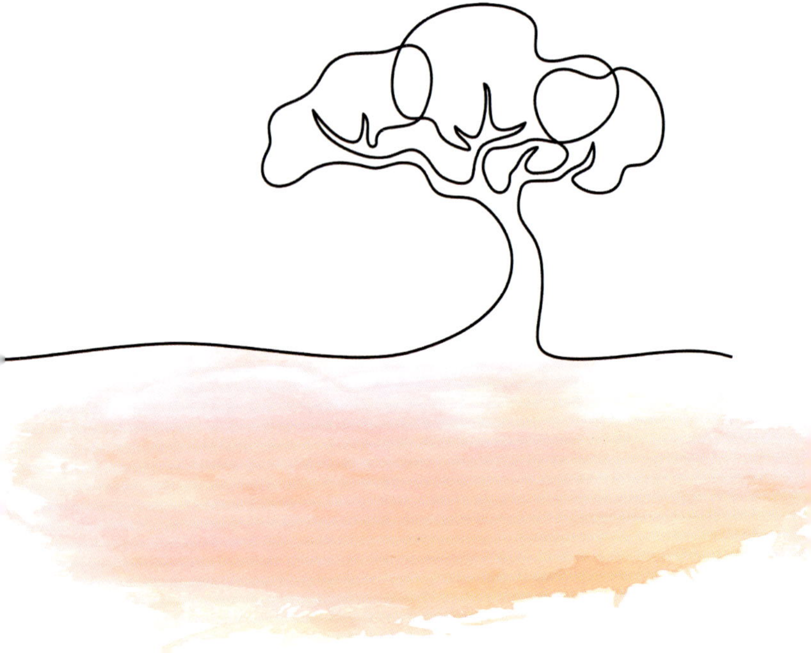

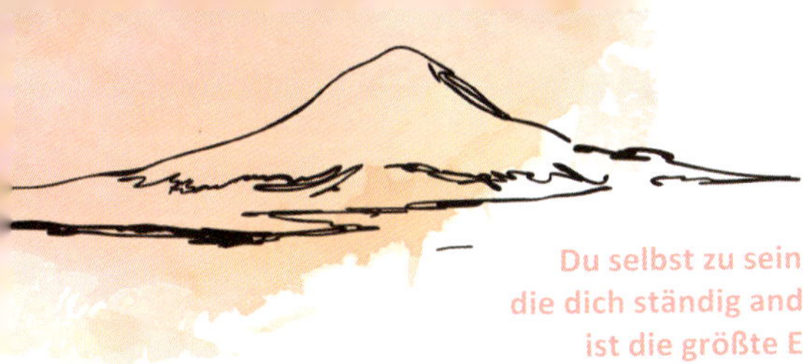

Du selbst zu sein, in einer Welt,
die dich ständig anders haben will,
ist die größte Errungenschaft.

(Ralph Waldo Emerson)

2 Berggipfel

Heute begibst du dich auf eine Reise an einen klaren, malerischen See. Er liegt eingebettet zwischen einem Gebirgszug, wobei die Berge den Eindruck erwecken, als würden sie den See schützend umrunden. Das Wasser bewegt sich ganz leicht und gleichmäßig, und die majestätisch wirkenden Berge spiegeln sich auf der Wasseroberfläche wider. Der Anblick von steilen Felsen, dichtbewachsenen Wäldern, Gipfeln und Tälern bietet dir ein beeindruckendes Naturschauspiel.

Du beobachtest die sanften Wellenbewegungen des Sees, und dein Atem passt sich dem langsamen und fließenden Rhythmus an.

Die Bergluft verströmt Frische und Reinheit. Du nimmst ein paar tiefe Atemzüge. Du atmest in deinem eigenen Tempo tief ein und aus, und mit jedem Einatmen sammelst du Frische und Leichtigkeit, mit jedem Ausatmen lässt du schwere und belastende Gedanken einfach ziehen.

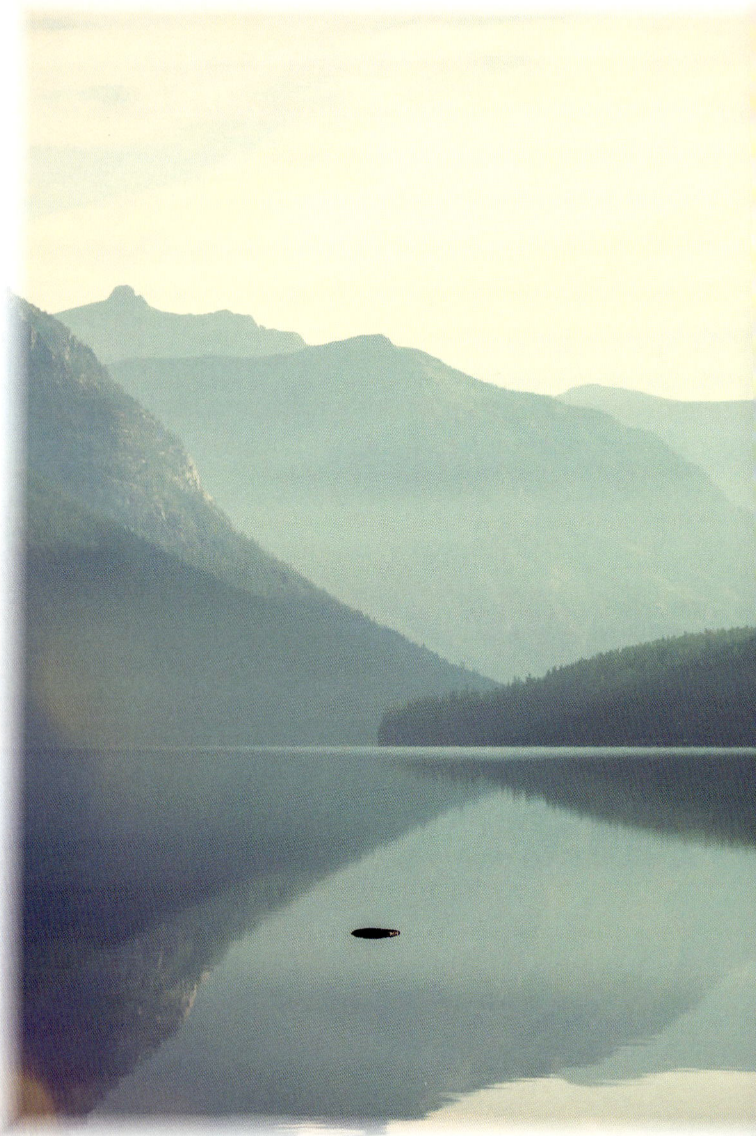

Ruhe und Harmonie können sich so in dir ausbreiten.

Du bist fasziniert von all den Farben, die du auf der Wasseroberfläche entdecken kannst, und das Farbspiel der glitzernden Blau- und Grüntöne hat eine besänftigende Wirkung auf dich.

Die Landschaft schenkt dir Geborgenheit und Frieden. Die Geräusche der Natur umhüllen dich, und du hast das Gefühl, dass dies der ideale Ort für einen Moment der Besinnung und Muße ist.

Du entdeckst einen Fußweg, der sich sanft durch diese Naturlandschaft bahnt und der in einer leichten Steigung zu einem Berggipfel führt.

Der Pfad scheint gut begehbar zu sein, und du spürst den Impuls, ihm eine Weile zu folgen.

Der Weg wird von bunten Wildblumen gesäumt. Du erfreust dich an dem tiefen Rot der Mohnblumen, dem zarten Weiß und Gelb der Kamille, dem intensiv leuchtenden Lila der Mariendistel, gemischt mit dem sanften Rosa der Ackerwinde. Diese Farbenvielfalt stimmt dich heiter, und du fragst dich, wie lange es her ist, dass du dich so mit der Natur verbunden gefühlt hast.

Du folgst dem Fußweg weiter und weiter. Dein Blick richtet sich nach oben, wo du den Berggipfel deutlich wahrnehmen kannst. Er scheint gar nicht mehr weit entfernt zu sein. Gesäumt von einer wohltuenden Stille, dem Geruch des Waldes, der dich umgibt, dem Zwitschern der Vögel und den Schmetterlingen, die dich mit Leichtigkeit umflattern, schenkt dir die Umgebung pure Freude und Wohlbehagen.

Und kaum merklich nimmst du wahr, dass du den Gipfel des Berges nicht mehr klar erkennen kannst. Wolken, die langsam aufgezogen sind, verhindern einen klaren Blick auf die Spitze des Berges.

Dennoch beschließt du, dem eingeschlagenen Weg weiter zu folgen, auch wenn dir der Blick auf dein Ziel momentan leicht versperrt ist und die Wolken den Berggipfel verdecken.

Du kommst an einer Sitzgelegenheit vorbei und hast den Wunsch, dich für eine Weile auszuruhen, eine Pause zu machen, um neue Energie zu tanken für deinen weiteren Weg. Du nimmst Platz, beobachtest die Natur und fühlst dich wohl und behaglich. Zeit, um zur Ruhe zu kommen, Zeit zum Nachdenken und Innehalten, Zeit, um einmal tief durchzuatmen und sich von der Hektik des Alltags für einen Moment zu verabschieden.

Was möchte dir der versperrte Blick auf die Wolken sagen? Könnte diese Begebenheit vielleicht eine Botschaft für dich bereithalten?

In diesem Augenblick wird dir bewusst, dass sich auch in deinem Leben oftmals Wolken auftun, obwohl du kurz vorher dein Ziel noch klar vor Augen hattest. Wie kann das passieren? Plötzlich verlierst du deinen vorher noch so klaren Blickwinkel und dein Ziel aus den Augen.

Welche Gründe könnte es dafür geben? Was geschieht, wenn überraschend Situationen oder Umstände in deinem Leben auftreten, die du im Vorhinein nicht geplant hattest? Wie gehst du damit um?

Bringen dich diese Umstände aus dem Gleichgewicht, aus deinem natürlichen Rhythmus? Hast du das Gefühl, von deinem klaren Weg abzukommen? Vielleicht fühlst du dich verunsichert und nicht mehr in deiner Mitte?

Vielleicht hast du auch die Erfahrung gemacht, dass Menschen in dein Leben treten, die dir Empfehlungen für deinen Lebensweg mit auf den Weg geben, obwohl du eigentlich eine ganz andere Richtung einschlagen wolltest. Dein Verstand sagt dir vielleicht, dass diese Personen es sicherlich gut mit dir meinen und wissen, was das Beste für dich ist. Dabei kann es aber auch vorkommen, dass deine innere Stimme, dein Bauchgefühl, eine ganz andere Sprache spricht, die innere Stimme, die ganz eng mit deiner Intuition verbunden ist.

Und du erkennst, dass es auch in deinem Leben Ereignisse und Situationen gibt, die du nicht planen konntest. Situationen, die dich aus deinem natürlichen Rhythmus bringen und deinen vorher so klaren Weg nicht mehr deutlich erkennen lassen. Vielleicht treten Menschen in dein Leben, die dich für eine Weile begleiten, aber deren Empfehlungen mit deinen Wünschen und Zielen nicht übereinstimmen.

Werde dir bewusst, dass dein Lebensweg niemals einfach nur geradeaus verläuft. Vielmehr gibt es immer wieder Hindernisse, Umwege, Hürden, die zu meistern sind. Das Leben verläuft nicht einfach stetig in geregelten Bahnen. Wichtig ist es, sich flexibel auf den Fluss des Lebens einlassen zu können, immer wieder neue Wege zu entdecken, die dich deinen Wünschen und Zielen näherbringen. Dabei kommt es darauf an, deiner inneren Stimme Raum zu geben. Die innere Stimme, auf die du vielleicht schon lange nicht mehr geachtet hast. Aber du wirst sie auf jeden Fall wahrnehmen können, wenn du ihr wieder einen Platz in deinem Leben gewährst. Sie ist nicht mit der Stimme des Verstandes zu verwechseln. Vielmehr erkennst du sie daran, dass sie in dir Wohlgefühl und Freude auslöst. Deine innere Stimme spricht klar und deutlich, wenn die Entscheidungen, die du auf deinem Lebensweg zu treffen hast, mit den Gefühlen von Harmonie und innerem Frieden übereinstimmen.

Hörst du auf diese Stimme, können auch Unwägbarkeiten und Überraschungen in deinem Leben auftreten. Sie werden dich nicht aus der Bahn werfen, wenn du immer wieder deinen positiven Gefühlen und Wünschen Raum gibst. Dadurch wird eine neue Kraft in dir geweckt, und du wirst gestärkt aus den Herausforderungen des Lebens hervorgehen.

Es ist **dein** Leben. Es ist **dein** Weg, der dich zu deinen Träumen und Zielen führt. Der Sinn eines jeden Lebens ist es, glücklich und zuversichtlich seinen Lebensweg zu gehen.

Dieser Weg ist sicher einfacher zu gehen, wenn er von Klarheit und Authentizität bestimmt ist. Hindernisse und Hürden, die ein Teil des Lebens sind, sind viel einfacher zu meistern, wenn du ganz bei dir bleibst. Du wirst dadurch an Lebenskraft gewinnen, und Mut und Zuversicht werden dich begleiten.

Du darfst dir erlauben, deinen Weg zu gehen, tief in dich hineinzuspüren, was dein Herz dir sagt, auch wenn dein Verstand dir dies verbieten möchte. Lass dein Herz der Kompass für dein Leben sein. Erlaube deinem Herzen, klar und deutlich zu dir zu sprechen, und lerne, auf die Sprache deines Herzens zu hören.

Du darfst dir erlauben, mit deiner neu gewonnenen Klarheit „Ja oder Nein" zu sagen und auf deine Gefühle zu hören. Dann bist du authentisch. Hör auf deine innere Stimme, sie wird dir den Weg weisen!

Mit dieser Erkenntnis lockern die Wolken nach und nach wieder auf. Der Gipfel kommt langsam wieder zum Vorschein. Du siehst, dass du gar nicht mehr weit von deinem Ziel entfernt bist und dass du den Weg mit Freude und Leichtigkeit gehen kannst.

Am Gipfel angekommen, genießt du die klare Aussicht. Du bewunderst die Natur in ihrer Reinheit und Ursprünglichkeit. Du entdeckst den Bergsee unter dir, und du atmest die klare, reine Luft tief ein.

Du weißt jetzt, wie wichtig es für dich und die Menschen in deiner Umgebung ist, deine innere Klarheit immer wieder zum Ausdruck zu bringen. So bist du auch ein vertrauensvoller Partner für deine Mitmenschen und lernst Schritt für Schritt, dich auf deine innere Stimme zu verlassen.

Mit einem letzten Blick auf diese wundervolle Berglandschaft spürst du, dass sich deine heutige Reise langsam dem Ende entgegenneigt. Und so ist es an der Zeit, dass du dich von diesem Ort der Erkenntnis verabschiedest und dich auf den Rückweg begibst.

In deinem eigenen Rhythmus kehrst du nach und nach an den Ort zurück, von dem aus du deine Reise gestartet hast.

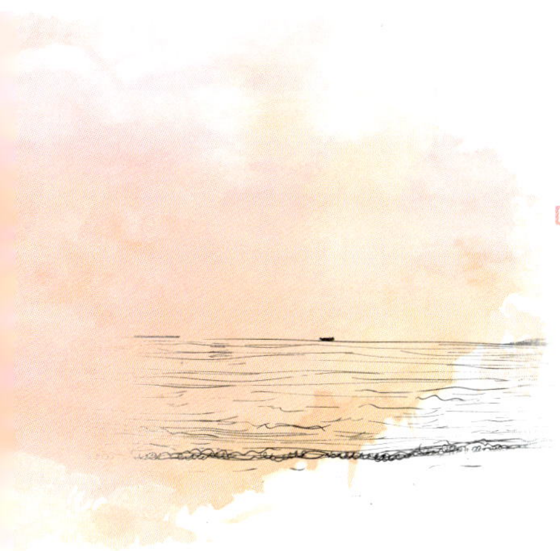

Das Leben ist kein Problem,
das es zu lösen,
sondern eine Wirklichkeit,
die es zu erfahren gilt.

(Buddha)

3 Licht und Schatten

Heute führt dich deine Reise ans Meer. Du begibst dich auf einen Spaziergang durch die mächtige Dünenlandschaft der Küste. Die Dünen überragen die Küste um einige Meter, und du nimmst die Gräser und Moospolster wahr, die zu den typischen Pflanzen dieses Lebensraumes gehören.

Die Dünenrose mit ihren weißgelben Blüten schenkt der Umgebung ein zartes Leuchten. Auch der Sanddorn mag den kargen Sandboden und beeindruckt durch seine strahlenden, orange-roten Beeren.

Ein leichter Wind kommt auf, und du genießt die angenehme Frische, die er dir schenkt. Es fühlt sich wie ein sanftes, federleichtes Streicheln an.

Du beobachtest, wie Möwen am Himmel ihre Bahnen ziehen. Mit ihren weißgrauen Federkleidern, den langen, kräftigen Schnäbeln und ihren typischen Lauten gehören sie zum unverwechselbaren Bild der Küste.

In nicht allzu weiter Ferne lädt dich eine Sitzbank zum Verweilen ein. Du nutzt die Gelegenheit, es dir für eine Weile gemütlich zu machen und die ursprüngliche Landschaft auf dich wirken zu lassen. Du genießt es, deine Beine für eine Weile auszustrecken und den Anforderungen des Alltags für einen Moment den Rücken zu kehren.

Du beobachtest das Auf und Ab der Wellen, und das gleichmäßige Rauschen des Meeres schenkt dir die Möglichkeit, wieder in deinen natürlichen Rhythmus zurückzufinden, deinen Atem kommen und gehen zu lassen, wie es deinem Naturell entspricht. Du lässt dich in den Kreislauf von tiefem Ein- und Ausatmen fallen, regenerierst dich und befreist dich von all dem Ballast, den du mit dir herumgetragen hast. Du befreist dich mit jedem Atemzug mehr und mehr.

Du fühlst dich in deinem ganzen Sein tief verwurzelt mit deiner Umgebung. Du verbindest dich mit der Natur und ihren ganz elementaren Wesenszügen.

Du denkst nach über die regelmäßige Abfolge von Kommen und Gehen, von Ebbe und Flut. Im Moment ist das Wasser noch ganz nah, doch wird es nicht mehr lange dauern, und es wird sich zurückziehen und einen Teil des Meeresbodens freilegen. Dieser natürliche Zyklus wird bestimmt von den Kräften von Sonne, Mond und Erde, den Gezeiten, die wir Menschen nicht beeinflussen können.

Es ist ein Naturphänomen, das so regelmäßig auftritt wie Tag und Nacht, das aber auch so gegensätzlich ist wie hell und dunkel. Wir finden oftmals solche Verbindungen von Gegensätzen in der Natur. So genießen wir am helllichten Tag die Sonne, die unser Leben durchströmt und durchleuchtet. Am Abend können wir den Mond und die Sterne beobachten, die uns in der Dunkelheit der Nacht mit ihrem sanften Schein begleiten. Wir kennen den Gegensatz von Licht und Schatten, von Bergen und Tälern, von Sommer und Winter, von einem heftigen Sturm und vollkommener Windstille, von Kälte und Wärme. So leben wir in einer Welt der Polarität. Im Außen, in der Welt der Natur, stellen wir diese Polarität nicht in Frage. Wir können sie als gegeben annehmen und akzeptieren.

Aber wie sieht es in dir selbst aus? Wie nimmst du die Gegensätze in dir selbst wahr?

Bist du mit all deinen dir oftmals widersprüchlich erscheinenden Emotionen, Gedanken und Handlungen einverstanden?

Kannst du dich vollkommen mit all deinen vermeintlichen Gegensätzen annehmen, dich ganz und gar, ohne Wenn und Aber akzeptieren?

Oder möchtest du diese Gegensätzlichkeiten, die

natürlicherweise in jedem Menschen leben, vielleicht nicht sehen, sie lieber verdrängen oder unterdrücken?

Oftmals werden die menschlichen Emotionen und Gefühle mit dem Siegel von positiv oder negativ versehen. Folglich gibt es Emotionen, die von der Außenwelt als gut oder schlecht beurteilt werden. Lebenseinstellungen, Gefühle und Emotionen, die oft so gegensätzlich sind wie Traurigkeit und Freude, wie Ungeduld und Besonnenheit, wie Voreingenommenheit und Toleranz, wie Wut und Sanftmut.

So ist es möglich, dass du schon als Kind gelernt hast, dass bestimmte Emotionen, Gefühle und Handlungen wünschenswert sind, andere wiederum nicht gerne gesehen werden. Vielleicht hast du im Laufe deines Lebens das Gefühl gehabt, irgendwie nicht richtig, nicht in Ordnung zu sein. Du fühltest dich vielleicht unverstanden und hast dich an der Außenwelt orientiert, wie du zu sein hast, um geliebt und angenommen zu werden. Manche Gefühle und Emotionen hast du vielleicht in eine Schublade gesteckt und dich gar nicht mehr getraut, diese Schublade zu öffnen, zu durchstöbern und ihren Inhalt an die Oberfläche gelangen zu lassen. Vielleicht sind ein paar dieser Schubladen schon lange verstaubt, und du magst dich an ihren Inhalt gar nicht mehr erinnern. Andere sind wiederum ganz fest verschlossen und mit einem eisernen Schloss versehen.

Möglicherweise fühlst du dich auch nicht *in Ordnung*, wenn für einen unachtsamen Moment der Inhalt einer dieser Schubladen an die Oberfläche gerät und sich zeigt. Und du stopfst den Inhalt wieder hinein, bevor du die Lade so schnell wie möglich wieder verriegelst.

Wie kann es sein, dass so elementare Emotionen und Gefühle wie Traurigkeit, Ängste und Wut, die mit einer immensen Kraft und Energie versehen sind, nicht zu uns gehören sollen und nicht gelebt und nicht angesehen werden dürfen?

Vielleicht findest du die Lösung in Mutter Natur. Beobachte einfach die Natur! Sie wehrt sich nicht gegen diesen scheinbaren Widerspruch von Ebbe und Flut, von Tag und Nacht, von Sommer und Winter. Vielmehr lässt sie ihn in vollkommener Annahme und Akzeptanz geschehen. Sie begibt sich in den Fluss des Lebens, in dem man nichts festhalten kann und alles und jedes einer ständigen Veränderung, einem steten Wandel unterworfen ist. Diese Natur harmoniert so wundervoll miteinander und hinterfragt nichts. Ist die Natur nicht ein Wunderwerk, bei dem ein Rädchen ins andere greift und so ein immer wiederkehrender Kreislauf entstehen kann?

Bist nicht auch du, so wie du bist, einfach wunderbar? Akzeptiere, dass auch in dir ein Gegensatz von Licht und Schatten besteht, dass du ein außergewöhnliches Wunder der Schöpfung Gottes bist.

So gib dem Licht in dir Raum, indem du deinen Schatten annimmst und akzeptierst. Werde dir deiner Schatten bewusst, denn durch Bewusstwerdung verlieren sie an Kraft. Im Zulassen und Annehmen können sie dich nicht beherrschen. Vielmehr gewinnst du damit an Eigenmacht und Selbstbestimmung dazu.

Das Geheimnis deiner Befreiung liegt in der Annahme von Licht und Schatten. Umarme dich in deiner vermeintlichen Unvollkommenheit und werde so zur Ganzheit von Körper, Geist und Seele. Hör deinen Schattenanteilen zu, nimm ihre Botschaft wahr. Vielleicht erhältst du dadurch wichtige Informationen, vielleicht will dich dein Schatten schützen, vielleicht birgt dein Schatten wertvolle Schätze und besondere Qualitäten.

Und auf einmal wächst in dir eine wichtige Erkenntnis. Es fühlt sich an, als ob sich zwei Puzzleteile zusammenfügen. Licht und Schatten sind kein Widerspruch, keine Unvereinbarkeit. Vielmehr geht es für dich nicht mehr um gut oder böse, hell oder dunkel, sondern vielmehr um hell **und** dunkel, um die Integration, um die Bewusstwerdung von Schatten, um das Hindurchgehen durch deine Schatten, um letztendlich im Licht zu stehen. Auf diese Weise kann dein Leben intensiver und vollkommener werden.

So bau eine Brücke, eine Brücke durch den Schatten hindurch ins Licht. Reiß die Mauern ein, die du um deine

Schatten errichtet hast, öffne die verschlossenen Schubladen und schau, was sich dir zeigen möchte. Tu dies mit Achtsamkeit, Aufmerksamkeit und bedingungsloser Annahme. Werde dir nach und nach deiner Schatten bewusst und integriere sie in dein Sein. Lausche ihrer Botschaft, und wenn sie dir nicht länger dienlich sind, dann sei bereit, sie loszulassen, sie einfach ziehen zu lassen. So wie die Natur an nichts festhält und bereit ist, dass auf Ebbe die Flut folgt, so bist auch du frei, jeden Tag neue Entscheidungen zu treffen. Dein Leben liegt in deiner Hand. Fühl dich vollkommen frei!

Und mit dieser Inspiration lehnst du dich noch für eine Weile zurück. Du beobachtest das Kommen und Gehen der Wellen und bemerkst, wie nach und nach die Flut zurückgeht und die Zeit der Ebbe gekommen ist. Dies geschieht völlig reibungslos und in perfektem Einklang.

Getragen von diesem Naturschauspiel nimmst auch du die Vollkommenheit in dir wahr und akzeptierst dich mit den gegensätzlichen Anteilen in dir. Du genießt die Freiheit, die dir dieses Wissen schenkt, und verabschiedest dich in deinem Tempo von deiner Reise ans Meer. Du wirfst nochmal einen Blick auf das Wasser, die Dünen und die ursprüngliche Landschaft und kommst nach und nach zurück an den Ort, von dem aus du deine Reise begonnen hast.

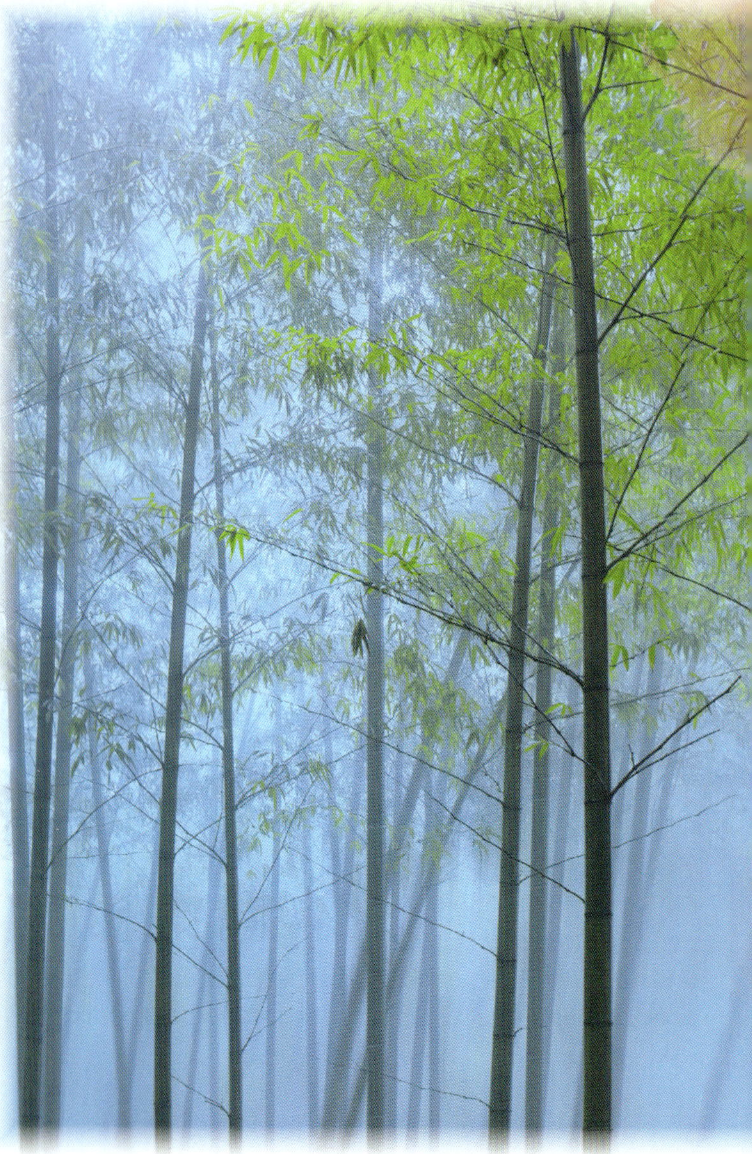

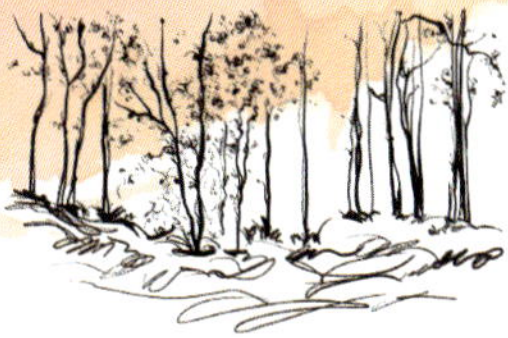

> **Das Schönste,**
> **was wir erleben können,**
> **ist das Geheimnisvolle.**
>
> *(Albert Einstein)*

4 Es werde Licht!

Du begibst dich auf eine Reise, die dich mitten durch einen wunderschönen, naturbelassenen Wald führt. Sanft bewegen sich die Blätter im leichten Wind, die zarten Sonnenstrahlen leuchten dir den Weg, und du spürst den moosigen, warmen Boden unter deinen Füßen.

Vögel zwitschern, ein kleiner Bach schlängelt sich am Rande eines Pfades entlang, und das Plätschern des Wassers wirkt friedlich und beruhigend. Du fühlst dich wohl an diesem Ort, und der Weg, den du eingeschlagen hast, scheint dir sehr vertraut.

Du gelangst auf eine weitläufige Lichtung. Wie schön und bezaubernd es hier aussieht. Eine leuchtend bunte Blumenwiese heißt dich herzlich willkommen. Wie prachtvoll und leuchtend die Pflanzen und Blumen aussehen! Es scheint ein Platz zu sein, von dem ein besonderer Zauber ausgeht. Ein Ort, der wunderbar friedlich wirkt und der ein lichtvolles Miteinander ausstrahlt.

Du entdeckst Vögel, die fröhlich zwitschern, Schmetterlinge, die mit Leichtigkeit durch die Luft fliegen, Eichhörnchen, die behände über die Lichtung flitzen, um sich mit kindlicher Freude den nächsten Baum auszusuchen, den sie flink hinaufklettern können.

Du richtest den Blick in den Himmel und siehst einen Adler, die Majestät der Lüfte. Tief in deinem Inneren weißt du, dass er diesen magischen Ort bewacht und behütet. Durch ihn wird diesem Ort Schutz und Kraft geschenkt.

Auf einmal gewinnst du den Eindruck, dass, ausgehend von der Lichtung, ein schimmerndes Leuchten verströmt wird.

Und dein Blick fällt auf eine Gruppe von zwölf Personen, die dich voller Güte und Liebe betrachten. Sie kommen voller Freude auf dich zu. Eure Blicke treffen sich, und du empfindest eine Zuneigung, die dich tief in deinem Herzen berührt.

Du nimmst seltsam vertraute und auch neue Gesichter wahr. Und jetzt erinnerst du dich.

Es sind die Botschafter des Lichts, die dich willkommen heißen. Ein besonderer Glanz und ein wundervolles Strahlen gehen von ihnen aus. Die Gruppe versammelt sich um dich herum, und du umarmst jeden einzelnen von ihnen.

Ein älterer Herr, dessen Wesen Wohlwollen und Herzenswärme ausstrahlt, tritt aus der Gruppe hervor, begrüßt dich voller Freundlichkeit und Güte und verneigt sich vor dir.

Wir haben schon auf dich gewartet und uns auf dein Kommen gefreut.
Siehe, wir sorgen uns um diese Erde. Doch schau dich um, wie wir miteinander umgehen, im Einklang mit der Natur und den Tieren, im gegenseitigen Respekt und voller Achtung. Ich weiß, dass du das Besondere, das Licht und den Frieden an diesem Ort sofort erkannt hast. Du erinnerst dich an deinen Ursprung, denn dein Ursprung ist das wunderbare, strahlende Licht.
Wir richten heute eine große Bitte an dich: Erzähle den Menschen von dem Licht und der Liebe, die zu jeder Zeit an jedem Ort auf dieser Welt gelebt werden kann. Jeder Moment bietet eine neue Chance auf einen lichtvollen Moment, eine liebevolle Geste und ein freundliches Wort.
In jedem Wesen steckt der Samen, der den Frieden in dieser Welt entstehen lassen kann. Und so ist jeder Einzelne von besonderer Wichtigkeit.
Du bist von besonderer Wichtigkeit, weil du dein Herz für

die Liebe geöffnet hast, sonst hättest du diesen Weg zu uns nicht gefunden.
Wir bitten dich, begib dich auf eine Reise und breite das Licht über diese Erde aus. In dir steckt der Samen für etwas ganz Wundervolles.
Wir haben Geschenke für dich vorbereitet, die dich auf deiner Reise begleiten werden, und unser Dank an dich ist unermesslich groß.
Ich gebe dir diese Schatztruhe, in der du unsere Geschenke gut und sicher aufbewahren kannst. Es sind Steine, die wir mit besonderen Energien aufgeladen haben.
Von mir erhältst du den ersten Stein. Es ist der Stein des Mutes, damit du mit Entschlossenheit deinen Weg gehen kannst.

Und so überreicht der ältere, weise Herr dir eine goldene Truhe und nimmt aus seinem Umhang einen Stein, der in allen Farben des Regenbogens schimmert. Du öffnest die Truhe, die mit Samt ausgeschlagen ist und nimmst den Stein voller Freude und Dankbarkeit entgegen.

Der ältere weise Herr tritt an die Seite und gesellt sich wieder in die Gruppe, die dich liebevoll in ihre Reihen aufgenommen hat.

Und so tritt ein jeder hervor und überreicht dir einen Stein.

Du erhältst den Stein der Weisheit, damit du immer erkennst, welche Menschen es gut mit dir meinen und ob jemand dich fehlleiten möchte.

Du erhältst den Stein der Freude, damit du mit deiner Freude auch die Freude in anderen Menschen entzünden kannst.

Du erhältst den Stein der Harmonie, damit du immer ausgeglichen in deiner Mitte ruhst.

Du erhältst den Stein der Kraft, der dein Selbstbewusstsein stärken wird.

Du erhältst den Stein der Leichtigkeit, der dir auch in schwierigen Zeiten hilft, dein inneres Leuchten zu erhalten.

Du erhältst den Stein der Zuversicht, der dir zeigt, wie du dein lichtvolles Ziel erreichen kannst.

Du erhältst den Stein der Ruhe, durch den du erkennst, wenn Zeiten des Rückzugs und der inneren Einkehr für dich wichtig sind.

Du erhältst den Stein des Friedens, durch den du lernst, dass wahrer Friede tief in deinem Inneren beginnt.

Du erhältst den Stein der Güte, damit du in wirklich jedem Menschen das innewohnende Licht erkennen kannst.

Du erhältst den Stein der Heilung, der dich und die Menschen an ihre Selbstheilungskräfte erinnern wird.

Zum Abschluss erhältst du den Stein der Liebe, denn mit den Strahlen der Liebe kannst du die Welt verändern und das Licht entzünden.

Jetzt ist deine Truhe gefüllt mit all den Geschenken und Gaben, die du für deinen lichtvollen Weg benötigst.

Du weißt, dass es langsam an der Zeit ist, Abschied von diesem magischen Ort zu nehmen. Voller Zuneigung und Dankbarkeit umarmst du die Botschafter des Lichtes. Sie versprechen dir, dass du dich jederzeit mit der Energie der Steine verbinden kannst, wenn du ihre Unterstützung benötigst.

Und so schaust du dich noch einmal um, nimmst die wundervolle friedliche Energie dieses Ortes tief in dich auf, siehst all die Tiere und wunderschönen Pflanzen und Blumen, spürst die Magie und Sanftheit in diesem Miteinander.

Bevor du die Lichtung verlässt, winkst du noch einmal allen zu und fühlst das Gewicht der Schatztruhe in deinen Armen. Diese Schätze werden dir helfen, die Botschaften des Lichtes in die Welt hinauszutragen.

Und so kommst du nun ganz langsam in deinem eigenen Tempo zurück an den Ort, von dem aus du deine Reise begonnen hast.

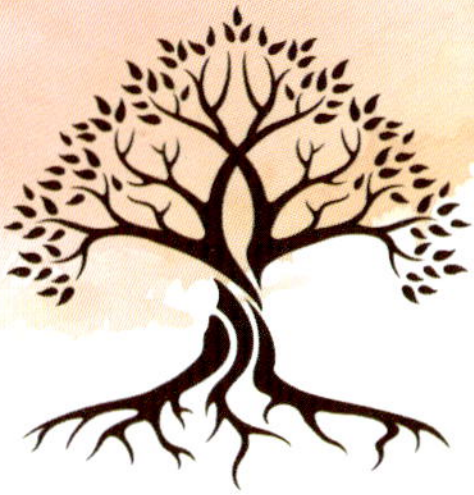

Sei, was du bist!
Deine wahre Natur ist Kraft!

(Swami Vivekananda)

5 Der Baum der Kraft und Stärke

Bei der heutigen Reise begibst du dich auf einen Weg, der dich durch eine idyllische Landschaft führt: Wiesen, deren sattes Grün eine friedliche und beruhigende Wirkung verströmt, unterbrochen von Kornfeldern, deren gelbe Farbtöne dich heiter und leicht stimmen, säumen deine Route. Grashalme und Ähren wiegen sich sanft im Wind und passen sich dem Rhythmus der Natur an.

Natürliche Pfade bahnen sich ihren Weg durch diesen Flecken Erde, umgeben von bunten Blumen, die am Wegrand wachsen. Du entdeckst Mohn- und Kornblumen und Kamille: ein buntes Farbspiel von tiefen Rot- und Blautönen, umrandet vom weißgelben Leuchten der Kamille. Wie schön bunt und verspielt dieser Anblick ist!

Du beobachtest Schmetterlinge, die von Blüte zu Blüte fliegen. Scheinbar mühelos gleiten sie sanft wie eine Feder durch die Lüfte. Ihre Leichtigkeit und Unbeschwertheit fasziniert dich. Wie reizvoll es ist, ihnen eine Weile zuzusehen, sich anstecken zu lassen von ihrer anmutigen und fröhlichen Ausstrahlung!

Sonnenstrahlen scheinen sacht auf dich herab und umhüllen dich mit einer angenehmen Wärme. Die Wärme breitet sich in deinem ganzen Körper aus. Du kannst sie von Kopf bis Fuß spüren und der wohltuenden Entspannung nach und nach Raum geben.

Weit oben am Himmel ziehen kleine, fast durchscheinende Wolken ihre Bahn, die den Eindruck erwecken, als würden sie wie leichte Federn den Himmel verzieren. Vögel sind unterwegs und kreisen langsam ihre Runden, es scheint als würden sie von einer zarten Brise annähernd schwerelos durch die Lüfte getragen.

Friedliche Ruhe und Stille breiten sich in dir aus. Du nimmst ein paar tiefe Atemzüge, und dein Atem passt sich immer mehr diesem natürlichen Rhythmus an. Du atmest tief ein und aus, ein und aus. Und mit jedem Einatmen lässt du Licht und Harmonie in deinen Körper fließen. Mit jedem Ausatmen löst du dich immer mehr von belastenden Gedanken und innerer Anspannung. Nach und nach fühlst du dich frei, gelöst und unbeschwert.

Der Weg nimmt nun eine leichte Biegung, und du lässt deine Augen über die Landschaft schweifen. Dein Blick fällt auf einen einzelnen Baum, der inmitten einer sonnendurchfluteten Wiese steht.

Majestätisch und ehrwürdig scheint eine besonders intensive Energie von ihm auszugehen. Es ist ein gesunder, kraftvoller, ein starker Baum. Vielleicht magst du ihn näher betrachten, seine Rinde, seine Äste, seine Blätter?

Ein schmaler Pfad führt durch die Wiese direkt zu diesem beeindruckenden Baum. Langsam kommst du näher, um dich unter das schützende Blätterdach zu stellen. Dort spürst du der Energie nach, die der Baum ausstrahlt. Du fühlst dich wohl, geborgen und behütet.

Kannst du die beeindruckenden Wurzeln des Baumes sehen – Wurzeln, die tief mit dem Erdreich verbunden und unter der Erde weit verzweigt sind? Sie geben dem Baum den nötigen Halt, um all den Stürmen des Lebens zu trotzen. Durch die Wurzeln wird der Baum mit Wasser versorgt, dem Nährstoff des Lebens, der über das Erdreich, durch die Wurzeln, den Stamm, die Äste bis in das kleinste Blatt des Baumes fließt. Kein einzelnes Blatt wird hierbei vergessen. Jedes Blatt ist wichtig und einzigartig.

Intuitiv folgst du einem inneren Impuls, dich hinzuknien und die Wurzeln zu berühren. Behutsam legst du deine Hände auf die Wurzeln, die aus dem Erdreich herausragen. Du spürst sofort, dass du von einer außerordentlichen und energiegeladenen Kraft durchströmt wirst. Es fühlt sich an, als würden die Wurzeln einen Teil ihrer Kraft auf dich übertragen. Du schließt deine Augen und genießt das Gefühl, direkt von Mutter Erde mit allen Energien versorgt zu werden, die du zum Leben brauchst, die du brauchst, um heil zu werden, um an Vitalität und Dynamik zu gewinnen. Es scheint, als ob diese wunderbar kraftvolle und dennoch sanfte Energie in jede Zelle deines Körpers fließt. Du bist von Wärme und Lebenskraft umgeben, spürst wie Energiereserven wieder aufgefüllt werden.

Das Gefühl der tiefen Verbundenheit mit der Kraft der Erde lässt auch in dir das Gefühl wachsen, genau richtig zu sein, so sein zu dürfen, wie du bist, verwurzelt in dieser Welt, wertvoll und wichtig zu sein, stets umsorgt, mit allem, was du zum Leben brauchst. Du spürst, wie neue Lebensgeister in dir mobilisiert werden, um deinen individuellen Lebensweg mit Freude und Elan zu meistern.

Langsam richtest du dich auf und streichst mit deinen Händen über die Baumrinde. Du richtest dich ebenfalls innerlich zu deiner vollen Größe auf, bist aufgerichtet, aufrichtig zu dir selbst. Visionen tauchen vor deinem inneren Auge auf. Du siehst vielleicht Pläne, die du bislang immer beiseitegeschoben hast, Ideen, die nur darauf warten, verwirklicht zu werden, Vorhaben, für die dir bislang der innere Antrieb fehlte.

Hier, angelehnt an den festen Baumstamm, spürst du, wie du ehrlich und aufrichtig zu dir selbst sein kannst. Du erkennst, dass es in deinem Leben um dein Glück, deine Authentizität, deine Wahrhaftigkeit geht. Spürst du deine innewohnende Kraft? Fühlst du dich verbunden mit der Kraft der Erde, verwurzelt und mit Energie versorgt? Einer Kraft, die nie versiegt, denn die Energie der Mutter Erde verschenkt sich bedingungslos und unendlich.

Lehn dich an den mächtigen Baumstamm und bitte um Antworten, Hinweise und Informationen, die du brauchst, um deine inneren Kräfte zu entfalten. Was benötigst du, damit deine Wünsche und Visionen Gestalt annehmen können? Deine Antworten können in Form von inneren Bildern, Worten, Visionen, Gedanken und Gefühlen auftauchen. Vertrau dir und deiner Intuition.

Erkenne, dass der Baum des Lebens dich stets versorgt, wenn du mit deinen Wurzeln verbunden bist. Wenn du deiner inneren Stimme vertraust, dich aufrichtest und deine Wahrheit sprichst, wirst du die Energie spüren, die dich nährt und trägt. Du wirst die Sicherheit spüren und den Mut und die Willenskraft entwickeln, deinen einzigartigen Lebensweg mit Freude und voll Vertrauen zu beschreiten. Du bist einzigartig! Du darfst sein, wie du bist: aufgerichtet, aufrecht, wahrhaftig und frei.

Voller Freude und Enthusiasmus breitest du die Arme aus, als wenn du jedes Blatt des Baumes berühren wolltest. Du siehst die Äste und Blätter, die weit verzweigt in den Himmel ragen.

Blätter, die das Licht des Lebens in sich aufnehmen, Lichtenergie – jene magische Kraft –, durch die wir heilen, regenerieren und Körper, Geist und Seele wieder in Einklang bringen können.

Du staunst über die vielen Verästelungen und unzähligen Blätter der Baumkrone. Und du erkennst die Verbindung zu deinem eigenen Sein. Du erkennst die unendlichen Chancen und Möglichkeiten, die sich dir bieten, die Vielfalt an Talenten, die du nutzen kannst. Es gibt immer wieder neue Wege, deine Individualität zum Ausdruck zu bringen, so viel Potenzial, welches nur darauf wartet, genutzt zu werden. Deine Einzigartigkeit ist in den Blättern des Baumes erkennbar. Kein Blatt gleicht dem anderen. So bist auch du dazu aufgerufen, deine Individualität zu feiern, dich der Welt zu zeigen und deine Freiheit zu leben.

Du erkennst, dass du jederzeit mit deinem Baum des Lebens verbunden bist, der Baum, der als Symbol für die Verbindung von Himmel und Erde gilt. So wirst du jederzeit versorgt und geliebt von der Mutter Erde und bist vom Licht und den Segnungen des Himmels erfüllt und umgeben.

Mut, Schaffenskraft und Zuversicht durchströmen dich. Du bist von tiefem innerem Frieden erfüllt. Du weißt, dass die Energie des Weltenbaums dir zu jeder Zeit zur Verfügung steht, einer Kraft, die auch tief in deinem Inneren jederzeit wieder aktiviert werden kann, wenn du dir erlaubst, dich mit dieser Kraft zu verbinden.

Mit diesem Wissen verabschiedest du dich langsam für heute. Du lässt deinen Blick noch eine Weile auf dem imposanten und eindrucksvollen Baum ruhen, bevor du langsam einen Schritt zurücktrittst und dich gedanklich verabschiedest.

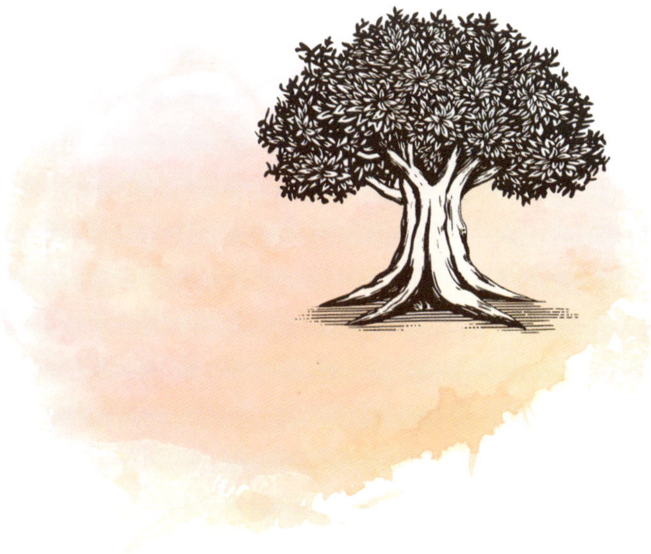

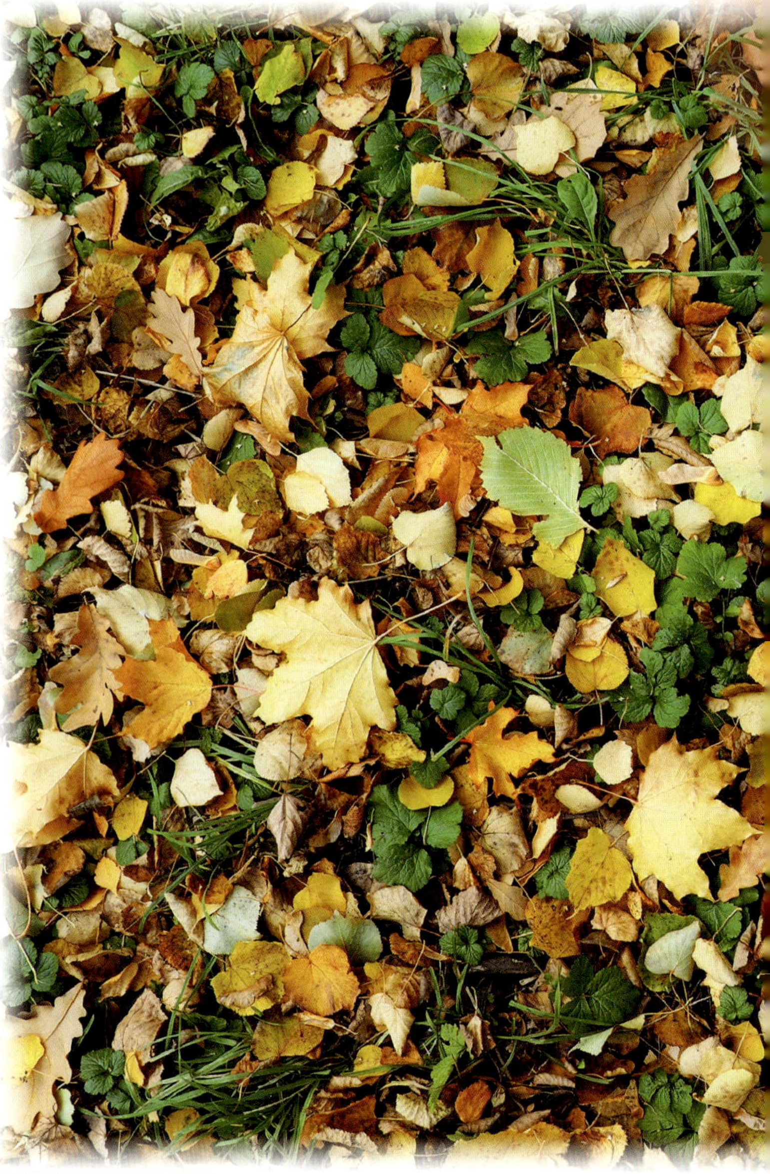

Auf die Dauer der Zeit nimmt die Seele
die Farben der Gedanken an.

(Markus Aurelius)

6 Lass los, werde frei!

Heute begibst du dich erneut auf eine Reise. Sie führt dich in ein Waldstück mit altem, urwüchsigem Baumbestand. Eine abwechslungsreiche Mischung aus Laub und Nadelbäumen erwartet dich. Du entdeckst Fichten und Kiefern im Wechsel mit Buchen und Eichen. Dicht verwachsen mit Farnen und Moosen, die sich im Schatten der Bäume besonders wohlfühlen. Manche Bäume wirken regelrecht majestätisch und altehrwürdig. Hin und wieder kannst du beeindruckende Felsformationen wahrnehmen, die seit Urzeiten diesen Lebensraum prägen und den Tieren des Waldes als ideale Rückzugsorte dienen. Die Ursprünglichkeit der Natur ist hier deutlich zu spüren. Sie schafft eine einzigartige Atmosphäre, die den Eindruck erweckt, als wenn Pflanzen, Bäume und Tiere in perfektem Einklang miteinander lebten. Wie unter einem Schutzmantel strahlt die Umgebung Frieden, Stille und Einvernehmen aus, völlig unberührt von jedweder Einflussnahme, außerhalb dieses geschützten Bereichs. Es scheint dir, als wenn die Natur ihre Selbstheilungskräfte von ganz allein entfaltet.

Die Bäume verströmen eine Energie von Kraft und Vitalität, mächtige Baumkronen, die weit verzweigt sind und ein schützendes Blätterdach geschaffen haben und dich in Staunen versetzen, weil du das Gefühl hast, unter einer geräumigen Kuppel entlangzuwandern. Der erdige Duft der Nadelhölzer wirkt holzig, klar und reinigend. Du nimmst ein paar tiefe Atemzüge und spürst, wie deinem Körper innere Kräfte verliehen werden und du an Antrieb und Stärke gewinnst. Mit jedem Atemzug kommst du nach und nach in deine innere Mitte zurück, gewinnst an Frische und Ausgeglichenheit. Du öffnest dich immer mehr der natürlichen Heilkraft des Waldes, du fühlst dich wie neu belebt und regelrecht beflügelt.

Während deiner Wanderung werden deine Schritte von dem weichen, leicht federnden Waldboden sanft gedämpft, und voller Elan folgst du dem Fußweg, der sich durch die unberührte Natur schlängelt.

Du kommst an eine Weggabelung und überlegst kurz, welche Route du einschlagen könntest. Von einem Pfad scheint ein magisches Leuchten auszugehen. Unzählige Lichtfunken erwecken den Anschein, deinen Weg zu erhellen: einladend, bezaubernd, verspielt. Du fühlst dich auf eine ganz unergründliche Art angezogen und spürst den Wunsch in dir, diesem Lichterglanz weiter zu folgen.

Der Wald übt an dieser Stelle eine besondere Faszination auf dich aus, und du tauchst ein in eine geheimnisvolle und traumhaft schöne Welt. Eine Welt voller Zauber und Magie. Die Farben wirken bunter und kraftvoller. Auch meinst du Düfte wahrzunehmen, die dich in ihrer Sanftheit berühren und dennoch intensiv wirken. Du lauschst dem Rauschen der Blätter, die durch einen sanften Wind in Bewegung gesetzt werden, einem leichten Rauschen, das einem anmutigen Gesang ähnelt. Die Sonnenstrahlen, die durch das Blätterdach der Baumkronen fallen, sorgen dafür, dass der Wald in einen zarten Schimmer und Glanz eingehüllt ist, in ein bezauberndes Farbspiel, das Leichtigkeit und Freude verbreitet. Du öffnest dein Herz für diesen Ort, der mystisch wirkt und dir dennoch vertraut erscheint. Ein Fleckchen Erde, an dem dir Harmonie und tiefer Frieden begegnet, sodass du dich behütet und geborgen fühlst.

Du kommst zu einer hellen Lichtung, die wie eine kleine Insel im Herzen des Waldes liegt. Dein Blick fällt auf eine imposante Eiche, die eingebettet wie ein gemütliches Nest ein reizvoll gestaltetes Baumhaus beherbergt. Getragen von seinen mächtigen Ästen wirkt das Baumhaus sicher und geschützt. Deine Neugier ist augenblicklich geweckt, und du beschließt, die stabile Leiter hochzusteigen, um dir das Innere des Hauses anzusehen. Behände kletterst du empor und gelangst zu einer kleinen Veranda, eingefasst von einem farbenfrohen Holzzaun. Hübsch sieht es hier aus! Alles wurde mit viel Liebe und Phantasie gestaltet. Du öffnest die Tür zum Baumhaus und betrittst einen einladend und anheimelnd gestalteten Raum. Große Fenster lassen das natürliche Tageslicht hereinfallen, und die Äste der Baumkrone, welche mit verbaut worden sind, schenken dir das Gefühl, dich mitten in der Natur zu befinden. Ein Sofa mit buntem Blümchenmuster, ein massiver Holztisch und ein kunterbunter Flickenteppich gehören zur Einrichtung. Du nimmst auf dem Sofa Platz und machst es dir für eine Weile bequem. Du lässt deinen Blick nach draußen schweifen und genießt den herrlichen Ausblick, der sich dir bietet. Welch wundervoller Ort des Rückzugs, der zum Träumen einlädt!

Auf einmal wird deine Aufmerksamkeit auf eine Kristallglaskugel gelenkt, die du bislang noch gar nicht bemerkt hast. Die Glaskugel steht auf dem Holztisch und erinnert dich an eine Art Zauberkugel, wie du sie vielleicht aus Märchenbüchern deiner Kindheit kennst. Aufliegend auf einem Ständer, wobei die Mulde, in der die Kugel aufliegt, mit weißem Samt ausgeschlagen ist, beeindruckt sie dich durch ihre funkelnde und lupenreine

Beschaffenheit. Behutsam umfasst du die Kristallkugel mit beiden Händen und bist ein wenig verblüfft, als sich ein warm-weißes Leuchten aus dem Inneren der Kugel heraus ausbreitet, faszinierend, strahlend und wunderschön.

In der Kugel scheinen sich Bilder zu formen, zunächst ein wenig verschleiert und nach und nach immer klarer werdend. Du beginnst, dich selbst in der Kugel zu erkennen.

Bei genauerer Betrachtung zeigen sich dir Situationen und Begebenheiten deines Lebens, die dich immer wieder herausfordern und dir oftmals Probleme bereiten, durch die du dich in deinen Entscheidungen häufig unfrei und regelrecht blockiert fühlst.

Du siehst vielleicht, wie du negativen Glaubenssätzen Raum gibst, die dich buchstäblich ausbremsen und deine Gefühlswelt durcheinanderbringen. Vielleicht sind es Überzeugungen, die sich im Laufe deines Lebens angesammelt haben und tief in deinem Unterbewusstsein verankert sind, Denkmuster, die in deinem Unterbewusstsein schlummern und scheinbar immer aktiviert werden, wenn irgendetwas oder irgendjemand sozusagen auf den entsprechenden „Knopf drückt“.

Vielleicht kennst du diese oder andere Glaubenssätze:

* Ich bin nicht gut genug.
* Das Leben ist kein Zuckerschlecken.
* Ohne Fleiß kein Preis.
* Ich muss alles perfekt machen.
* Im Leben bekommt man nichts geschenkt.

Es sind Glaubensmuster, die sich tief in dein Sein eingeprägt haben. Doch woher kommen all diese Überzeugungen? Sind sie wirklich wahr? Stimmen sie wirklich?

Die Zauberkugel offenbart dir den Ursprung deiner negativen Glaubenssätze. Sie schafft es auf diese Weise, deinen bisherigen Lebensweg zu erleuchten. Lange im Dunkeln verborgen, aber jetzt endlich sichtbar werdend, verhilft dir der Blick in die Kugel, deine unterbewussten Denkmuster ans Tageslicht zu befördern.

So erkennst du, dass manche Glaubenssätze schon sehr früh in deinem Leben entstanden sind und du Urteile, Bewertungen und Verallgemeinerungen anderer übernommen, in deinem Unterbewusstsein gespeichert und in dein Leben als Erwachsener einfach weitergetragen hast. Andere Denkmuster sind möglicherweise in der Schule oder im Erwachsenenalter dazugekommen.

Aber du entdeckst auch Glaubenssätze deiner Eltern und Glaubensmuster, die von Generation zu Generation weitergegeben wurden. Glaubensmuster, die niemals auf Wahrheit, auf Wahrhaftigkeit geprüft, die niemals kritisch unter die Lupe genommen wurden.

Die Kristallkugel schenkt dir die Möglichkeit, all diese Glaubenssätze zu durchschauen und an Klarheit zu gewinnen. Betrachte sie in Ruhe, völlig frei von Bewertungen.

Vielleicht erkennst du auf diese Weise, dass du gar nicht perfekt sein musst, dass du ein Funke Gottes bist, der der Welt geschenkt wurde, um im freudigen Miteinander zu lernen und Erfahrungen zu sammeln.

Möglicherweise wird dir bewusst, dass du gar nichts dafür tun musst, um im Leben etwas geschenkt zu bekommen. Dass dir ein Lächeln oder eine liebevolle Geste zuteilwird, einfach nur, weil es dich gibt. Einfach so, ohne, dass du dich dafür anstrengen musst.

Du erkennst vielleicht, dass Menschen dich gernhaben, dich lieben und deine Nähe schätzen, ohne dich zu bewerten. Warum solltest du dich also bewerten und deinen inneren Kritiker ständig auf den Plan rufen.

Vielleicht wird dir beim Blick in die Kugel auch klar, dass dein Leben leicht sein darf, und dein Geburtsrecht darin besteht, ein Ausdruck von Freude und Fülle zu sein.

Egal, welche Bilder sich dir auch zeigen, bist du frei, zu entscheiden, welche Überzeugungen du noch weiter mit dir herumtragen möchtest. Welchen Ballast möchtest du abwerfen? Wovon möchtest du dich befreien?

Welche Glaubenssätze kannst du als unwahr enttarnen und loslassen?

Richte deinen Fokus auf all die Begegnungen und Erlebnisse in deinem Leben, in denen du erfüllende und positive Erfahrungen gemacht hast. Vielleicht sind es augenscheinlich Kleinigkeiten, aber dennoch können sie auf einzigartige Art und Weise die Richtigkeit deiner negativen Glaubenssätze widerlegen.

So löse alte Muster auf, indem du neue, positive Glaubenssätze erschaffst. Wandele die alten Überzeugungen in neue kraftvolle und energiereiche Denkmuster um und durchbrich bewusst den Kreislauf von Negativität. Wiederhole deine neugewonnenen Glaubenssätze immer wieder oder schreibe sie auf, so dass du sie jederzeit vor Augen hast. Tue dies so lange, bis sie tief in deinem Unterbewusstsein verankert sind. Lasse deine neuen Glaubenssätze lebendig werden, spüre ihre tiefe Wahrheit und Kraft in deinem Herzen. Deine Gedanken, Gefühle und Handlungen können auf diese Weise an Klarheit und Selbstbestimmung gewinnen.

So schaffst du dir deine neue, leichtere Welt. Eine Welt, in der du frei bist und Zugang zu deinem vollkommenen Potential gewinnst.

Die Bilder der Zauberkugel verblassen nach und nach, ein sanftes Leuchten bleibt jedoch bestehen.

Du legst die Kugel vorsichtig zurück, schaust aus dem Fenster hinaus und betrachtest deine Umgebung aus einem ganz neuen Blickwinkel, spürst, dass dir heute eine neue Sichtweise geschenkt wurde und dein künftiger Fokus auf das Erleben von Grenzenlosigkeit und Lebensfreude liegen wird, spürst, wie du dich auf wunderbare Weise freier und leichter fühlst.

Langsam ist es an der Zeit, diesen Ort zu verlassen und zurückzukehren an den Ort, an dem du deine Reise begonnen hast. Du trittst hinaus auf die Veranda des Baumhauses. Vorsichtig kletterst du die Sprossen der Leiter hinab und begibst dich auf deinen Rückweg durch den Wald, dessen Lichterfunken dich sanft begleiten.

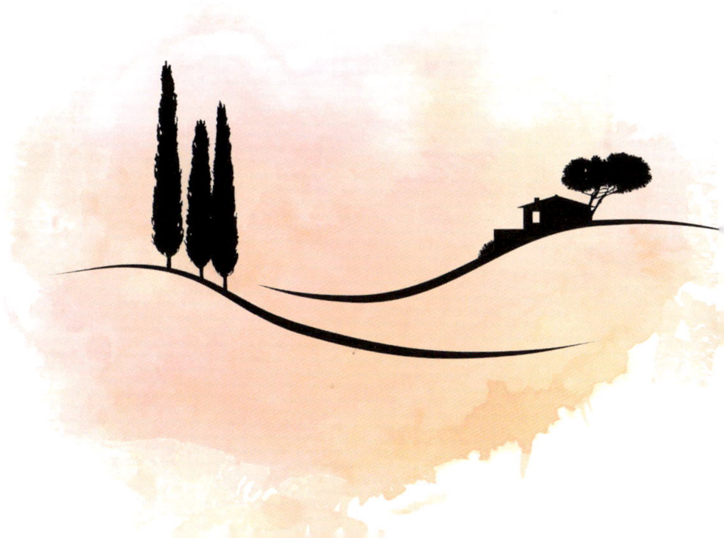

Sei du selbst die Veränderung,
die du dir wünschst für diese Welt.

(Mahatma Gandhi)

7 Der magische Spiegel

Du befindest dich auf einem Weg, der dich an einem wunderschönen, weißen Sandstrand entlangführt. Der Strand sieht völlig unberührt und natürlich aus. Ganz leicht umspielt der Sand deine Füße und gibt seine wohltuende Wärme an dich ab. Fernab von allem Trubel des Alltags freust du dich, einmal ganz für dich allein zu sein.

Du nimmst das gleichmäßige Rauschen der Wellen wahr. Sanft bewegen sie sich auf und ab, in einem perfekten Rhythmus. Dein Blick ruht auf den Wellen, und du genießt ihr harmonisches Kommen und Gehen.

Der feine Geruch des Salzwassers hüllt dich ein, und du fühlst mit jedem Atemzug, wie wohltuend diese reinigende Luft für dich ist. Mit jedem weiteren Atemzug nimmst du eine sanfte Reinigung deines Körpers wahr und genießt es, mit dieser sauberen, klaren Seeluft versorgt zu werden. Gleichmäßig atmest du ein und aus, ein und aus. So profitiert jede Zelle deines Körpers davon, dass der Sauerstoff, dieses lebenswichtige Element, deinen Körper durchströmt. Und langsam merkst du, wie du an Energie und Kraft gewinnst.

Du gehst ein paar Schritte ins Wasser hinein, sodass die auslaufenden Wellen deine Füße sachte umkreisen. Du nimmst eine angenehme und belebende Frische wahr. Die Sonnenstrahlen zaubern ein bemerkenswertes Glitzern und Strahlen auf das Meerwasser. Es scheint, als leuchte es in allen Farben des Regenbogens. Du bist von diesem Farbspiel ganz begeistert und freust dich über die vielen, kleinen Wassertröpfchen, die seidig auf deiner Haut abperlen und dir Frische und Leichtigkeit schenken.

In der Ferne wirst du auf einige Felsen aufmerksam, an denen sich die Wellen brechen. Majestätisch ragen sie aus dem Wasser heraus. Sie stellen sich der Brandung, voller Kraft und Stärke. Du fasst den Entschluss, deinen Weg bis zu den Felsen fortzusetzen.

Dort angekommen, nimmst du dir Zeit für eine Pause. Du setzt dich hin, fühlst dich sicher und geborgen und genießt diese Zeit der wohltuenden Stille und zeitlosen Harmonie. Sanft lässt du den feinen, warmen Sand durch deine Hände rieseln.

Nach und nach breitet sich eine wohltuende Entspannung in deinem Körper aus. In weiter Ferne hörst du das leise Rufen der Möwen, und du hast das Gefühl, dass das gleichmäßige Rauschen der Wellen deinen ganzen Körper durchströmt.

Die Zeit scheint still zu stehen. Dein Blick schweift über das Wasser, und du nimmst dabei eine leichte Bewegung wahr. Du hast den Eindruck, als lächle dich jemand an. Voller Staunen entdeckst du ein Wesen im Wasser, und du fühlst dich an die Märchen deiner Kindheit erinnert. Dieses magische Wesen sieht genauso aus, wie du dir immer eine Meerjungfrau vorgestellt hast, einfach bezaubernd und wunderschön. Du bist von ihren zarten und gütigen Gesichtszügen fasziniert und fühlst dich magisch von ihr angezogen.

Eure Blicke begegnen sich, und du nimmst eine stille Botschaft wahr:
Hallo, ich habe schon auf dich gewartet. Wie schön, dass du endlich gekommen bist. Heute darf ich dir ein Geschenk überreichen. Es ist ein ganz besonderes Geschenk: ein magischer Spiegel. Du darfst diesen Spiegel

immer und zu jeder Zeit benutzen. Er soll dir zeit deines Lebens ein hilfreicher Begleiter sein.
Mit diesem Spiegel kannst du verschiedene Themen, Situationen und Erlebnisse in deinem Leben besser verstehen. Ich versuche es dir zu erklären.
Alle deine Gedanken, Gefühle, Geisteshaltungen und Erfahrungen haben eine bestimmte Energie; sie enthalten eine spezielle Information.
Stell dir vor, dass diese Energien von innen nach außen strömen. So verteilen sie sich in deiner Welt und dienen dir als Spiegel.
Alles, was im Außen deine Aufmerksamkeit auf dich zieht, hat deshalb auch etwas mit dir, mit deinem Inneren zu tun, sonst würdest du es nicht wahrnehmen. Du bist, was du im Außen wahrnimmst.
Dein Umfeld ist dein Spiegel. Er zeigt dir, was du denkst, was du fühlst, wo du im Leben stehst.
Schau dir deinen Spiegel genau an. Was zeigt er dir? Wo gibt es noch Gedanken, Gefühle, Emotionen, die du gerne verändern möchtest?
Verurteile nicht, weder dich selbst noch deine Mitmenschen, noch Erfahrungen aus der Vergangenheit. Fühle dich nicht hilflos oder gar als Opfer. Schau in deinen Spiegel! Nimm dir Zeit, um zu reflektieren und nachzudenken. Du hast die Macht, Schöpfer deines Lebens zu sein. Was möchtest du erschaffen? Welche Lektionen hast du ge-

lernt? Was darf in deinem Leben an Schönheit, Harmonie und Glück entstehen? Frag dich, was du wirklich möchtest.
Und dann lebe es aus deinem Inneren heraus. Es funktioniert nur von innen nach außen. Du wirst die Welt nur verändern können, wenn du selbst die Veränderung bist. Lass dein inneres Licht und deine dir innewohnende Liebe von innen nach außen strahlen.
Auf diese Weise nimmst du Einfluss auf all deine zukünftigen Erfahrungen und Erlebnisse.
Der Spiegel hat zwei wesentliche Funktionen:

* *Zum einen zeigt er dir, wo du im Hier und Jetzt stehst, was du bislang gedacht und erwartet hast. Deshalb ist es auch nicht sinnvoll, andere für dein Schicksal verantwortlich zu machen. Du trägst das Geschenk der Schöpferkraft in dir. Verändere deine Erwartungen, Gefühle und Gedanken. Werde dir deiner Kraft bewusst!*

* *Zum anderen hat dieser Spiegel noch eine andere Seite. Wie du vielleicht siehst, schenke ich dir einen beidseitigen Spiegel. So bist auch du ein Spiegel für die Menschen, die mit dir in Kontakt treten. Spiegle ihnen dein Licht und deine Liebe! Sie lernen von dir, sehen dein dir innewohnendes Licht und dein Strahlen.*

Du schenkst Hoffnung und Zuversicht. Wenn du dich heilst, bist du dadurch auch heilsam für die Menschen und Begegnungen in deinem Umfeld. Du trägst das Licht wie eine Fackel vor dir her und beleuchtest so den Weg für andere, die deinem Beispiel folgen können.

Nun ist die Zeit gekommen, um mich von dir zu verabschieden. Verwende deinen magischen Spiegel weise! Dann wird er dir viel Freude und Erkenntnis schenken.

Mit einem sanften Lächeln nickt die Meerjungfrau dir noch einmal aufmunternd zu. Fast geräuschlos taucht sie ins Wasser hinab, bis du nur noch ein leichtes Schillern und Glitzern erkennen kannst.

Verwundert reibst du dir die Augen. Du kannst noch gar nicht glauben, was gerade passiert ist. Doch dann fällt dein Blick zur Seite. Du nimmst einen kleinen, silbernen Gegenstand neben dir wahr. Es ist ein wunderschön verzierter Spiegel mit zwei Spiegelflächen. Neugierig nimmst du ihn in deine Hand. Am Rande des Spiegels befindet sich eine kleine Gravur mit deinem Namen. Gefühle von Dankbarkeit und Freude steigen in dir auf. Du fühlst dich gesegnet und reich beschenkt.

Du bist nun bereit, dein Leben selbst in die Hand zu nehmen. Mutig und voller Vertrauen kannst du dich deinen Gedanken und Gefühlen stellen, um positive Veränderungen vorzunehmen. Durch dein Sein kann die Welt lichtvoller und strahlender werden.

Mit diesem Wissen machst du dich voller Enthusiasmus und Zuversicht auf den Heimweg.

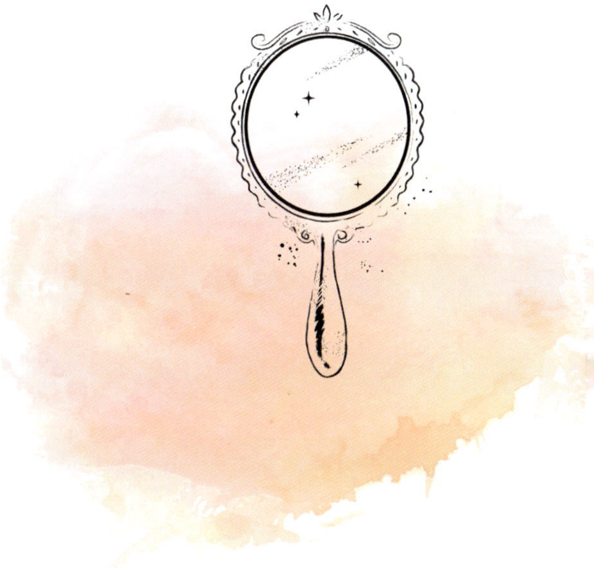

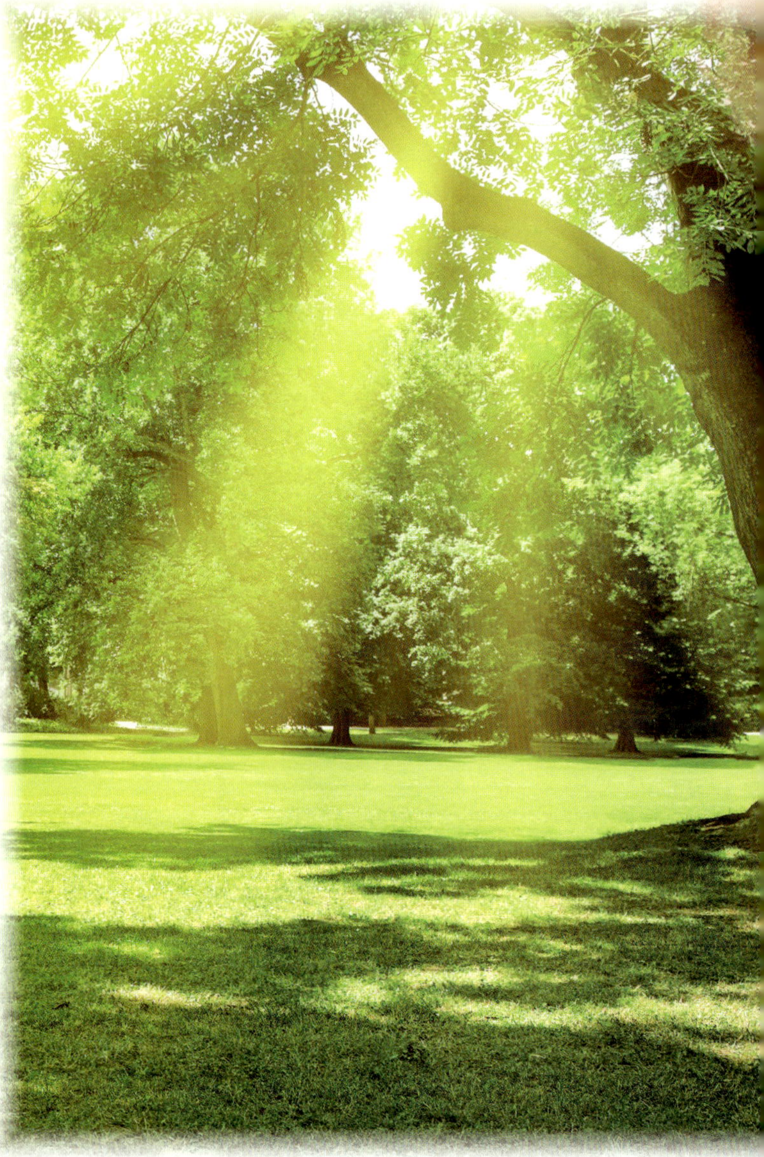

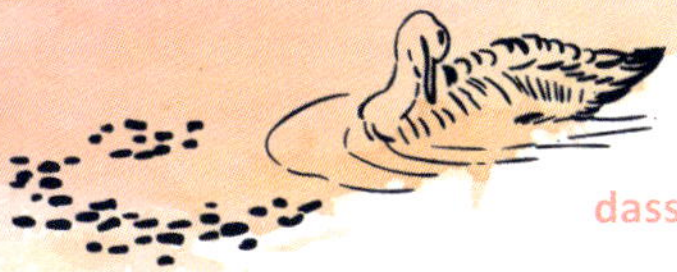

Wir sollten stets eingedenk sein,
dass der heutige Tag nur einmal kommt
und nimmer wieder.
Aber wir wähnen, er komme morgen wieder,
morgen ist jedoch ein anderer Tag,
der auch nur einmal kommt.
Wir aber vergessen, dass jeder Tag
ein unersetzlicher Teil des Lebens ist.

(Arthur Schopenhauer)

8 Leben im Hier und Jetzt

Heute begibst du dich auf eine Reise durch einen weitläufigen Park. Auf deinem Weg begegnet dir eine bunte Mischung aus offenen Wiesenflächen, abwechslungsreichen Wanderwegen und kleineren Waldstücken. Teiche – eingebettet zwischen dem ursprünglichen Baumbestand – können durch kleine Holzbrücken und Stege passiert werden. Sie schaffen eine Atmosphäre der Ruhe und Entspannung.

Die große Grünanlage wirkt einladend und friedlich. Die grüne Oase scheint wie geschaffen dafür zu sein, dem Alltag für einen Moment den Rücken zu kehren und innezuhalten. Du nimmst ein paar tiefe Atemzüge und genießt die frische, reine Luft. Du fühlst dich wie befreit, bereit, den Ballast vergangener Tage einfach abzuwerfen, abzuschalten und für eine Weile Stille und Muße einkehren zu lassen.

Die Anwesenheit in der Natur tut dir gut, und du beschließt, noch eine Weile in dem Park zu verweilen, diesen Rückzugsort zu erkunden und den geruhsamen und friedlichen Lebensraum auf dich wirken zu lassen.

Du kommst zu einer reizvoll angelegten Rasenfläche, welche von frisch angepflanzten Blumenbeeten umgeben ist, in denen du Rosen, Lavendel und Salbei entdeckst. Ein alter Kastanienbaum, der inmitten der Grünfläche fest verwurzelt ist, beeindruckt dich besonders. Mit seiner breiten und ausladenden Krone und seinen großen, fast fingerförmigen Blättern, deren sattgrüne Farbe besonders hervorsticht, ist der Kastanienbaum eine wahre Augenweide.

Eine kleine Abzweigung des Weges, die direkt auf den Kastanienbaum zuläuft, lädt dich ein, die Grünfläche zu betreten. Du folgst der Weggabelung und beschließt, eine kleine Pause einzulegen. Du setzt dich hin und lehnst dich mit dem Rücken an den mächtigen Baumstamm. Wie wohltuend ist es, die Beine für eine Weile auszustrecken und den mächtigen Halt des Baumes in deinem Rücken zu spüren.

Angelehnt an den Kastanienbaum gelingt es dir ganz leicht, vielleicht vorher noch kreisende Gedanken zur Ruhe kommen zu lassen. Die Kastanie schenkt dir die

Möglichkeit, die Kraft der Natur zu erfahren und sich mit ihr auf ganz natürliche Weise verbunden zu fühlen. Du spürst, wie es dir nach und nach gelingt, Kopf und Herz in Einklang zu bringen, und wie sich ein Raum der inneren Seelenruhe und Gelassenheit in dir öffnet.

Du bist ganz vertieft in diesen Augenblick der Stille und Zurückgezogenheit. Du lauschst dem leisen Rauschen der Kastanienblätter, die sich im sanften Windhauch bewegen.

Die leisen Geräusche der Natur ermöglichen es dir, dich zu entspannen und dich einfach fallen zu lassen. Eingehüllt in die Energie des Kastanienbaumes fühlst du, wie du an Klarheit gewinnst und sich ein Gefühl tiefen Friedens in dir ausbreitet.

Dein Blick richtet sich zum Himmel, der sich dir in zarten Blautönen zeigt. Lediglich ein paar kleinere Wolken ziehen langsam vorbei.

Du beobachtest, wie diese zarten Wolken sich immer wieder zu verändern scheinen. Kaum kannst du eine bestimmte Form erkennen, scheint sich diese auch schon wieder aufzulösen, um eine neue Kontur zu bilden. Fast meinst du, ein Gebilde am Himmel ausgemacht zu haben, ist dieses im nächsten Moment schon nicht mehr zu erkennen. Je länger du in den Himmel schaust, desto mehr Figuren, Tiere, Wesen und andere Dinge entdeckst du. Aber du erkennst, dass die Himmelsbilder sich in einem ständigen Wandel befinden. Nichts bleibt, alles ist in ständiger Veränderung. Du kannst keines der Bilder festhalten.

Kaum meinst du ein Bild erfasst zu haben, löst es sich wieder auf.

So wird dir bewusst, wie schnell aus der Gegenwart Vergangenheit wird und wie schnell der gegenwärtige Moment wiederum von der Zukunft eingeholt wird. Wie greifbar nah im gegenwärtigen Moment schon die Zukunft ist und wie uneinholbar die Vergangenheit hinter dir liegt.

Dein Leben findet Jetzt statt. Es ist ein Geschenk an dich, den gegenwärtigen Moment zu nutzen, Chancen zu ergreifen und aktiv, dein Leben zu gestalten.

Lasse die Vergangenheit hinter dir, du kannst sie nicht mehr verändern. Nimm sie an, akzeptiere sie, aber bleib in Gedanken nicht in ihr verhangen. Sieh die Wolken am Himmel, wie natürlich sie ihren Lauf nehmen, ohne von äußeren Einflüssen gestoppt zu werden und zu verharren.

Wenn du dein Leben im Hier und Jetzt gestaltest, kannst du voller Vertrauen in die Zukunft schauen, an der du durch dein aktives Handeln selbst mitgewirkt hast. So lebst du nicht in einer Vorstellung über die Zukunft, die sich lediglich in deinen Gedanken abspielt. Du schiebst die Erfüllung deiner Träume nicht in die Ferne, sondern wirst aktiv zum Mitgestalter kommender Zeiten, indem du den Grundstein dafür heute legst.

Nutze jede Gelegenheit, die sich dir bietet, um etwas Großartiges zu kreieren. Jeder Moment ist einzigartig. Lass ihn nicht einfach verstreichen. Wenn dein Herz zu dir spricht, dann nimm dies als Impuls, zu handeln. Achte auf Ideen, Eingebungen und Inspirationen, die dir das Leben im gegenwärtigen Moment zukommen lässt. Sei ganz in Kontakt mit dir selbst, achtsam und unabhängig von äußeren Einflüssen. Gewinne an Klarheit, öffne deinen Blickwinkel für deine wahren Wünsche und Bedürfnisse, die sich dir in der Stille des gegenwärtigen Augenblicks offenbaren können.

Lebe diesen Augenblick mit jeder Faser deines Seins. Genieße dein Leben, tanze den Tanz deines Lebens, beginne damit heute, warte nicht auf morgen oder auf eine bessere Gelegenheit.

Für deine wundervolle Zukunft kannst du dir heute den Weg bereiten. So kannst du auf eine Vergangenheit zurückblicken, die dich mit Freude und Glück erfüllt, und voller Vertrauen und Zuversicht in die Zukunft schauen.

Wenn du ganz im Hier und Jetzt bei dir bist, von deinem ganzen Sein erfüllt, ist die Erfüllung deiner Wünsche ganz nah, fange an, diesen Wünschen eine Form zu geben – jetzt.

Dies schaffst du, indem du dem gegenwärtigen Moment deine volle Aufmerksamkeit und Achtsamkeit schenkst. Werde dir deiner Gefühle, deiner Wahrnehmungen und deiner inneren Stimme bewusst. Sie sind wie stille Wegweiser für ein Leben, indem du die Zügel wieder in die eigenen Hände nimmst. Triff gesunde und weise Entscheidungen für dich im achtsamen Wahrnehmen des Hier und Jetzt.

Dein Leben reicht dir die Hand, ergreife sie und nutze die Chancen, die sich dir in jedem neuen Moment eröffnen. Nimm sie wahr wie Lichtfunken, die stetig deinen Weg des Lebens beleuchten.

Mit diesem neu gewonnenen Bewusstsein über die außergewöhnliche Kraft des Augenblicks beschließt du, dein Leben nicht einfach an dir vorbeiziehen zu lassen, es nicht dem „Zufall“ zu überlassen. Weder verharrend in Erinnerungen an die Vergangenheit noch wartend auf eine Zukunft, die du nicht aktiv mitgestaltet hast.

Die Magie der Schöpferkraft liegt im bewussten Leben und Gestalten des Hier und Jetzt.

Du freust dich über die neu gewonnene Klarheit und die Inspiration, die du, angelehnt an den mächtigen Baumstamm der Kastanie, erfahren hast. Langsam spürst du, dass es an der Zeit ist, diesen Rückzugsort zu verlassen, dich zu verabschieden und zurückzukommen auf den Weg, der dich durch diese Grünanlage geführt hat.

In deinem eigenen Rhythmus kommst du zurück an den Ort, von dem aus du deine Reise begonnen hast.

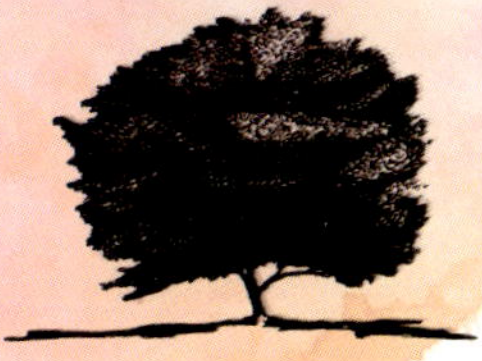

Das Leben kann nur
in der Schau nach rückwärts verstanden,
aber nur in der Schau nach vorne
gelebt werden.

(Sören Kierkegaard)

9 Theaterplatz

Heute führt dich deine Reise an einen ruhigen See, der von altem Baumbestand und Blütensträuchern umgeben ist. Du entdeckst eine alte Hainbuche, deren sommergrünes Blätterdach sich durch die weit ausladenden Äste wie ein schützender Mantel ausgebreitet hat, sowie einen Bergahorn, dessen ausgedehnte Baumkrone regelrecht majestätisch wirkt. Durch einen leichten Windhauch werden die Blätter in Bewegung versetzt, und du nimmst ein leichtes Rascheln der Blätter wahr.

Am Himmel ziehen ein paar Wolken sanft dahin, und die Strahlen der Sonne schenken dir eine angenehme und wohltuende Wärme. Der zarte Lufthauch bringt nicht nur die Blätter zum Rascheln, sondern streichelt auch sanft dein Gesicht. Du fühlst dich erfrischt und gewinnst nach und nach und mit jedem Atemzug Abstand von den Anforderungen des Alltags.

Du hörst die Vögel leise zwitschern und beobachtest die Enten und Schwäne, die auf dem Wasser dahingleiten und auf der Suche nach Nahrung ihre Köpfe ins Wasser tauchen. Die naturbelassene Umgebung schenkt dir ein Gefühl von Harmonie, Stille und Frieden.

Ein Pfad schlängelt sich in sanften Biegungen um den See, und in dir wächst der Wunsch, die Gegend näher zu erkunden.

Nachdem du eine Weile am See entlanggelaufen bist, nimmt der Weg eine leichte Wendung, der du neugierig folgst. Du entdeckst einen kleinen Steg, der auf eine Insel führt, die mitten im See liegt. Diese Insel ist von dichtem Grün umgeben, sodass man das Innere der Insel nicht sehen kann.

Am Ende des Stegs entdeckst du einen goldenen Torbogen, und auf einem Schild befindet sich die Aufschrift: „Herzlich Willkommen." Darunter steht in geschwungenen Buchstaben dein Name. Du bist verwundert und fühlst dich gleichzeitig magisch angezogen, dir die Insel einmal genauer anzuschauen. Auf deine innere Stimme hörend, beschließt du, der Einladung zu folgen.

Erwartungsvoll betrittst du den Steg, und es breitet sich ein Gefühl in dir aus, als ob dich eine schützende Kraft an die Hand nimmt. Du empfindest Vertrauen, Neugier und stille Freude.

Auf der Insel angekommen, bist du von einer tiefen Ruhe umgeben. Die Bäume wachsen dicht an dicht. Alles wirkt ursprünglich und natürlich.

Dir kommt dieser Ort seltsam vertraut vor, und du folgst dem Weg, der in die Mitte der Insel zu führen scheint.

Mit einem Mal lichtet sich das dichte Grün und eröffnet dir den Blick auf ein steinernes Bauwerk. Bei näherer Betrachtung erkennst du, dass es sich um ein kleines, antikes Amphitheater handelt. Du nimmst die Arena und die stufenweise angelegten Sitzreihen wahr. Das Theater ist leicht in die Erde vertieft.

Du lässt deinen Blick über das alte Bauwerk schweifen und bemerkst, wie sich in der ersten Sitzreihe ein älterer Herr langsam erhebt und dich voller Freude zu sich heranwinkt. Er lacht über das ganze Gesicht, und seine ganze Haltung strahlt Güte, Friedfertigkeit und Weisheit aus. Seine Augen blinzeln verschmitzt hinter einer runden Nickelbrille hervor, und seine Kleidung ist zwar etwas altmodisch, aber dennoch würdevoll.

Er lädt dich herzlich ein, die Stufen hinabzusteigen und für eine Weile neben ihm Platz zu nehmen.

Freudig stellt er sich vor:

„Hallo, wie schön, dass du meiner Einladung gefolgt bist. Ich bin dein stiller Begleiter und bin bereits dein ganzes Leben an deiner Seite. Ich habe Höhen und Tiefen miterlebt, habe mit dir gelacht und dich getröstet. Heute habe ich ein besonderes Geschenk für dich, und darüber freue ich mich sehr. Doch schau selbst!"

Du siehst, dass wie von Zauberhand innerhalb der Arena ein beeindruckendes Bühnenbild entsteht. Die Kulisse formt sich und zeigt viele Stationen deines Lebens, zum Beispiel dein Zuhause, besondere Menschen und Orte, die in deinem Leben eine Rolle gespielt haben.

Vielleicht siehst du deine Familienmitglieder, Freunde und Arbeitskollegen. Vielleicht erkennst du Orte und Plätze, an denen du in deinem Leben gerne gewesen bist, Urlaubsorte, Arbeitsplätze, Schulen, die du besucht hast. Lass mit der Kraft deiner Erinnerungen deine ureigene Kulisse, dein eigenes Bühnenbild entstehen.

Und dann entdeckst du dich selbst auf der Bühne deines Lebens. Vielleicht siehst du dich als Kind, als Jugendlicher oder junger Erwachsener, vielleicht auch so, wie du im Moment bist. Alles ist richtig auf der Bühne deines Lebens.

Es scheint, als ob ein Orchester eine leise, friedvolle Musik im Hintergrund spielt. Sie wirkt beruhigend und leicht auf dich. Sie schenkt dir Frieden und Wohlgefühl. Du entspannst dich und kannst dein eigenes Bühnenstück in Ruhe und mit Hingabe auf dich wirken lassen.

Du erinnerst dich an viele Stationen und Begebenheiten in deinem Leben. Situationen werden wieder lebendig. Herausfordernde Erfahrungen zeigen sich dir, für die du viel Kraft, Energie und Mut aufbringen musstest.

Aber auch Erinnerungen an Zeiten der tiefen Zufriedenheit, des Glücks und der Heiterkeit zaubern ein Lächeln in dein Gesicht. Wärme breitet sich in dir aus. Du erkennst, wie viele besondere Erfahrungen dein Leben bislang für dich bereitgehalten hat.

Und mit einem liebevollen Lächeln im Gesicht wendet sich dein fürsorglicher Begleiter an dich:

Die nächsten Bühnenstücke kann ich dir noch nicht zeigen. Sie liegen in deiner Zukunft. Heute hast du die Möglichkeit, dir deiner Wünsche, Ziele und Hoffnungen bewusst zu werden. Welche Bühnenstücke wünschst du dir für deine Zukunft? Wie möchtest du sie gestalten? Welche Kulisse zauberst du auf die Bühne deines Lebens? Schreibst du gedanklich eher an einem Drama oder an einer Liebeserklärung an das Leben?

Denn wisse, alles ist möglich! Du kannst jedwede Erfahrung frei wählen. Und du stellst dir vielleicht die Frage, welchen Einfluss du auf deine zukünftigen Erlebnisse und Abenteuer des Lebens hast. Wie du ganz persönlich dein Bühnenstück gestalten und schreiben kannst.
Ich werde es dir erklären. All deine Wünsche und Ziele sind bereits in dir. Du besitzt bereits das vollkommene Potenzial, dein Leben nach deinen Vorstellungen zu gestalten. Werde dir deiner innewohnenden Kraft bewusst. Das, was du über dein Herz ausstrahlst, das, was du denkst, aber vor allem auch fühlst, wird sich in deinem persönlichen Umfeld zeigen. Denn bedenke, damit du dich selbst entdecken kannst, bist du auf die Hilfe und Unterstützung deiner Umwelt und deiner Mitmenschen angewiesen. Sie dienen dir als Spiegel, um letztendlich dein Inneres erfahren und entdecken zu können. So ist dein persönliches Umfeld sozusagen eine Art Barometer deiner bisherigen Gefühle und Gedanken.
Wenn du jetzt ein neues Bühnenstück kreieren möchtest, dann werde dir bewusst, dass dein Herz eine große Kraft, ein starkes Energiefeld besitzt. Dabei spielt es zunächst keine Rolle, ob deine Überzeugungen und Gefühle positiv oder negativ sind. Du bist praktisch der Sender, der Menschen, Dinge und Erfahrungen in dein Leben zieht, die in Resonanz mit deiner Gesinnung, deiner Blickrichtung, ja deiner Einstellung zum Leben sind.

Du besitzt das Potenzial, die Schöpfungskraft, dein Bühnenstück nach deinen Vorstellungen zu gestalten. Glaube fest an diese Macht in dir, die im Zentrum deines Herzens verankert ist. Geh in dein Herz, spüre und fühle tief in deinem Inneren, was du dir wahrhaftig wünschst, und dann liebe dich dafür. Nimm dich so an, wie du bist. Das nennt sich Selbstliebe. Sende diese liebevolle Energie aus in die Welt und vertraue darauf, dass dein Umfeld mit deinen Herzenswünschen in Resonanz geht. Es ist so einfach, wenn du an dich glaubst. Dann fühlst du dich nicht länger als Opfer äußerer Umstände, sondern wirst vielmehr zum Schöpfer deines Lebens.

Und mit diesen Worten merkst du, wie eine einzigartige Energie und Kraft in deinem Herzzentrum zu pulsieren beginnen, wie du dein Herz öffnest für dich und das Leben. Dankbar lächelst du deinen Begleiter an, und er nickt dir aufmunternd zu.

Er verspricht dir, dass du immer wieder an diesen Ort zurückkehren kannst, falls du noch weitere Fragen hast, und er sichert dir zu, immer wieder an deiner Seite zu stehen, wenn du ihn um Hilfe bittest.

Mit diesem Wissen erkennst du, dass es langsam an der Zeit ist, deine Heimreise anzutreten. Du verabschiedest dich und kehrst nach und nach zurück. Du steigst die antiken Steinstufen des Amphitheaters hinauf und gehst zum Steg zurück, um langsam und in deinem Tempo wieder zum See zu gelangen, von wo aus du deine Reise begonnen hast.

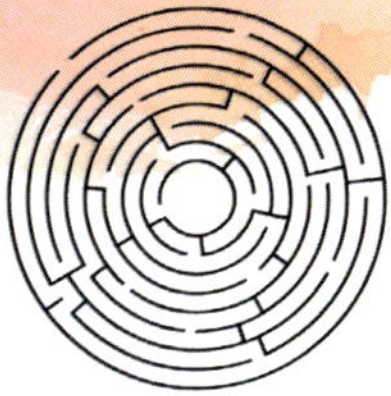

Es ist die Aufgabe eines jeden Menschen,
zu sich selbst zu kommen,
das innerste Wesen seines Ichs zu entdecken.
Wie man dorthin gelangen kann,
und mit welchen Erfahrungen
diese Entdeckung zusammenhängt,
ist und bleibt aber ein Geheimnis.

(Edith Stein)

10 Das Labyrinth des Lebens

Deine heutige Reise führt dich in eine grüne, von Licht getragene Landschaft. Leise plätschert ein Bach in der Nähe. Vögel zwitschern fröhlich, und ein leichter, erfrischender Wind umgibt dich.

Du fühlst dich angenehm wohl und genießt diesen Moment, der nur dir gehört.

Ringsum bist du von einer bunten Blumenwiese umgeben. Du siehst vielleicht Schlüsselblumen, Margeriten, Gänseblümchen, Schafgarbe und vieles mehr. Die Blütenköpfe bewegen sich sanft im Wind. Die Blumen schenken den Schmetterlingen und anderen Kleintieren einen vielfältigen und wunderbaren Lebensraum. Auch die Vögel nutzen die Gelegenheit, sich im hohen Gras zu verstecken. Du weißt um diese schützenswerte

Landschaft und nutzt die schmalen Pfade, die sich durch diese erholsame Umgebung schlängeln.

Auf einmal richtest du deinen Blick auf eine hohe, grüne Hecke in der Ferne. Du wirst neugierig. Was mag das sein?

Du fühlst dich magisch angezogen, und es ist, als ob du eine stille Einladung wahrnimmst, deinen Weg dorthin einzuschlagen. Die Hecke strahlt in einem saftigen Grünton und überragt dich leicht. Bei näherer Betrachtung entdeckst du eine Öffnung und du erkennst, dass es sich um den Eingang zu einem Labyrinth handelt.

Behutsam setzt du einen Fuß hinein. Die Schneise, die sich dir zeigt, ist ausgedehnt, und der Boden scheint von einem sanften Moos gepolstert zu sein. Das Tageslicht fällt mit seinen leuchtenden Farben hinein, und du fühlst dich wohl und sicher.

Es ist, als ob dich eine innere Stimme einlädt, auf Entdeckungstour zu gehen. Spielerisch wie ein Kind, voller Freude und in gespannter Erwartung begibst du dich auf den Weg.

Du erinnerst dich daran, dass das Labyrinth als ein Symbol des Lebens gilt. Das Labyrinth lädt dich ein, dich auf die Suche nach der Mitte zu begeben, und du spürst, dass du dann einen besonderen Bestimmungsort erreichen wirst.

Du hast den Eindruck, dass das Ziel gar nicht so weit

entfernt ist. Doch dann erkennst du, dass die Gänge um die Mitte herumführen. Fast erscheint es dir, als wenn der Weg dich immer weiter vom Ziel entfernt. Du entdeckst Abzweigungen und Weggabelungen.

Du stellst dir die Frage, ob du überhaupt noch auf dem richtigen Weg bist. Ist es vielleicht sinnvoll, umzukehren? Sollst du deinen eingeschlagenen Weg fortführen? An manchen Stellen des Labyrinths hast du das Gefühl, dass dir der Weg bereits bekannt vorkommt. Vielleicht bist du den gleichen Weg ja schon einmal gegangen?

Trotz der vielen Entscheidungen, die du zu treffen hast, fühlst du dich vollkommen sicher, geborgen und getragen. Es ist, als wenn du von einer liebenden und schützenden Energie umgeben bist, die sich wie ein sanftmütiges Licht um dich legt.

Eine Parkbank mit geschwungenen Seitenteilen und einer hohen Rückenlehne lädt dich ein, eine kurze Pause zu machen. Die Bank ist mit bunten und weichen Kissen gepolstert, und direkt daneben entdeckst du einen kleinen Brunnen, an dem du dich mit frischem Wasser stärken kannst – Zeit, um einen Moment die Seele baumeln zu lassen und die Sonnenstrahlen zu genießen, die dich wohlig wärmen.

Nach der kurzen Pause fühlst du dich gestärkt, um dich erneut auf den Weg zu machen. An einer Weggabelung fällt es dir nicht leicht, eine Entscheidung zu treffen. Du fühlst dich hin- und hergerissen. Und wieder ist es so, als ob dich eine schützende Macht sanft an die Hand nimmt und mit dir gemeinsam das Labyrinth durchschreitet.

Du steckst voller Entdeckungsgeist und Enthusiasmus. Und endlich ist es so weit:

Eine gerade Strecke liegt direkt vor dir. Am Ende des Ganges zeigt sich dir dein Ziel, welches dich nun in die Mitte des Labyrinths geführt hat.

Auf einem efeuumrankten Podest erblickst du einen strahlend leuchtenden Diamanten.

Von Weitem sieht er ganz klar und transparent aus. Seine geheimnisvolle Kraft und Ausstrahlung zieht dich magisch an. Schritt für Schritt gehst du auf den Edelstein zu und erkennst, wie wundervoll und perfekt er gearbeitet ist. Je nachdem, wie die Sonne auf ihn scheint, leuchtet er in allen Farben des Regenbogens. Vielleicht nimmst du ein zartes Gelb wahr, das sanft in ein kräftigeres Orange übergeht, Grün- und Blautöne, umgeben von einem beeindruckenden Violett, zauberhaft und geheimnisvoll.

Du bist von der Schönheit und Reinheit deines Diamanten fasziniert und berührst ihn sanft und behutsam. Ein Gefühl von Wärme und Geborgenheit durchströmt dich.

Und auf einmal offenbart sich dir die schützende und liebevolle Energie, die dich durch das Labyrinth begleitet hat. Du hörst die Stimme laut und deutlich tief in deinem Inneren:

Ich bin dein Schutzengel und liebe dich unermesslich. Niemals weiche ich von deiner Seite, und ich bin in allen Lebenslagen bei dir.
Erkenne dich selbst in diesem wunderbaren Diamanten. Erkenne, dass all deine Gaben und Talente bereits in dir sind. So sehe ich dich, in deiner unberührten Schönheit.
Der Weg durch das Labyrinth zeigt dir deinen Lebensweg. Es gibt keine Abkürzungen, um zum Ziel zu kommen. All diese Wege, du magst vielleicht auch Umwege dazu sagen, haben dich zu der Person gemacht, die du bist. All das zeichnet dich aus. Alles möchte erfahren werden. Du kannst keine Erfahrung überspringen und keine auslassen. So gibt es in deiner menschlichen Bewertung gute und schlechte Erfahrungen. Es gibt Wege, die du nicht gerne gegangen bist. Es gibt aber auch Wege, die dir leicht, kurz und von Freude erfüllt schienen. All diese Wege haben dich geprägt, haben deine Persönlichkeit geschliffen, wie der Diamant, der in seiner ganzen Pracht erstrahlt.
An manchen Stellen fragst du dich, ob du die richtigen Entscheidungen getroffen hast. Wäre ein anderer Weg besser gewesen? Welche Möglichkeiten hättest du sonst

noch gehabt? Hättest du einfach stehenbleiben sollen? Doch wisse, dass dies nicht dem Leben entspricht. Das Leben ist in ständiger Bewegung, geprägt von Höhen und Tiefen, von Auf und Ab. Gerade indem du die schwierigen Zeiten des Lebens durchschritten hast, steinige Wege gegangen bist und auch Umwege gemacht hast, bist du gewachsen. So haben dich die Erfahrungen geprägt. Die Erfahrungen haben dich stärker, weiser und liebevoller werden lassen.

So nimm diesen Diamanten als Geschenk, als Erinnerung und Ermutigung. Erkenne dich selbst in diesem strahlenden Diamanten. Erkenne all die Facetten deines Lebens. Erkenne dich in deiner ganzen Schönheit und Einzigartigkeit.

Wisse, dass ich immer an deiner Seite bin und dass du mich jederzeit um Hilfe und Rat bitten kannst. Es ist mir eine große Freude, dich auf deinem Lebensweg begleiten zu dürfen.

Du fühlst dich unendlich geliebt und bist tief berührt von diesen Worten. Sanft umfasst du den Diamanten und drückst ihn an dein Herz. Er wird dich immer daran erinnern, dass all deine Erfahrungen und Wege, die du gegangen bist, wertvoll gewesen sind. Du kannst dich in deiner Einzigartigkeit und Individualität annehmen. Ein liebevoller Begleiter wird immer an deiner Seite sein, und dafür empfindest du tiefe Dankbarkeit und unermessliche Freude.

Du spürst, dass die Zeit gekommen ist, dich langsam auf den Rückweg zu begeben. Im tiefen Vertrauen, dass dein Schutzengel sich an deiner Seite befindet, findest du leicht und sicher aus dem Labyrinth heraus. Du betrittst wieder die Wiesenlandschaft und bewahrst dieses wundervolle Erlebnis tief in deinem Herzen.

Wie du am Ende deines Lebens
wünschest gelebt zu haben,
so kannst du jetzt schon leben.

(Markus Aurelius)

11 Tanz der Generationen

Heute begibst du dich erneut auf eine Reise und entdeckst dabei ein Fleckchen Erde in einer naturbelassenen Landschaft. Die unberührte Natur ist von sanft geschwungenen Hügeln geprägt, und das satte, leuchtende Grün der Wiesen strahlt Ruhe und Frieden aus.

In der Ferne nimmst du prächtige Wälder wahr, und ein malerischer See grenzt an die hügelige Landschaft. Die Umgebung wirkt idyllisch und harmonisch.

Fernab von der Hektik des Alltags machst du ein paar tiefe Atemzüge. Du genießt die Harmonie und Stille, kannst nach und nach loslassen und dich in eine angenehme Entspannung fallen lassen.

Die herrliche Weite der Landschaft beeindruckt dich, und du entdeckst einen Fußweg, der durch diese stimmungsvolle Gegend führt. Es scheint, als wenn der Weg sich in sanften Wellen auf und ab bewegt. Du schlenderst den Pfad entlang und freust dich, heute an diesen Ort gekommen zu sein, dessen Atmosphäre Leichtigkeit und Freiheit verströmt.

Wie lange hast du dir schon keine Zeit mehr für dich genommen? Zeit, um die Natur und ihre aufbauende Kraft zu genießen? Du lässt deine Gedanken kommen und gehen, nichts scheint im Moment wichtig zu sein. Alles, was zählt, bist nur du allein.

Auf einmal nimmst du nicht weit von dir entfernt ein magisches Leuchten wahr.

Dieses Leuchten strahlt Wärme und eine ganz besondere Faszination aus. Du empfindest es als eine stille Aufforderung, näher zu kommen.

Bei genauerer Betrachtung erkennst du, dass es sich um eine Ansammlung von Steinen handelt: Steine, die kreisförmig angeordnet sind und eine beeindruckende Größe aufweisen. Du bist ein wenig verwundert, sie vorher gar nicht bemerkt zu haben.

Dieser Steinkreis scheint eine geheimnisvolle und mystische Stimmung zu verströmen.

Vorsichtig betrittst du den Kreis und gehst ein paar Schritte auf die Mitte zu. Ein Empfinden von Vertrautheit und Sicherheit macht sich in dir breit. Du fühlst dich wie von einem Schutzmantel umgeben und hast das Gefühl, eine andere Welt zu betreten, eine Welt, die zwar fremd, aber dennoch freundlich und sanftmütig ist.

Und mit einem Mal scheint sich der Steinkreis mit Menschen zu füllen. Menschen, die sich voller Freude über ihr Wiedersehen umarmen und sich dir mit einer einzigartigen Herzenswärme und Liebenswürdigkeit zuwenden.

Eine Person kommt mit einem strahlenden Lächeln auf dich zu:

Wie schön, dass du den Weg zu uns gefunden hast. Ich möchte uns kurz vorstellen. Denn du bist sicher verwundert über diesen magischen Ort und auch darüber, uns hier zu begegnen. Wir gehören zu deiner Ahnenreihe und lebten zum Teil schon viele Generationen vor dir. Und obwohl dies für dich einen langen Zeitraum darstellen mag, sind wir doch wie ein magisches Band miteinander verbunden. Lass es dir erklären: In deinen Genen sind die Erbanlagen enthalten, die deine Eltern dir mitgegeben haben. Nicht nur die Augen- und die Hautfarbe, sondern auch Informationen, besondere Merkmale und Charaktereigenschaften. Gene sind also Informationen, die an die Nachkommen weitergegeben werden. Dies geschieht von Generation zu Generation. Von Nachkommen zu Nachkommen. So finden sich also auch in dir Anlagen, die durch unser Sein auf dieser Erde mitgeprägt wurden.

Immer wieder wird in Gesprächen und Gedanken an dei-

ne Ahnen, vorwiegend an mögliche Verstrickungen und Anhaftungen, gedacht. Aber genau wie du sind wir auch mit besonderen Talenten, Begabungen und Wünschen auf diese Welt gekommen, die wir gerne verwirklichen wollten. Oft haben uns äußere Umstände daran gehindert, diese Gaben auf dieser Erde zu leben und Wirklichkeit werden zu lassen. So manches Mal haben wir uns auch nicht an unsere Talente und Fähigkeiten erinnert, sie einfach nicht ins Leben gerufen oder Entscheidungen getroffen, die deren Entfaltung im Wege standen.

Doch schlummern diese Talente immer noch in dir. Sieh dies wie einen Gabentisch! Du hast natürlich den freien Willen zu entscheiden, was du annehmen und verwirklichen möchtest. Doch können sich für dich viele Türen öffnen, wenn du bereit bist, dein wahres Potenzial zum Erwachen zu bringen. Für uns wäre es die größte Freude und ebenfalls ein Geschenk, dich bei deinen Bestrebungen unterstützen zu dürfen. Und so werden wir weiterhin um dich stehen wie ein Kreis, der dich schützt. So schau dir den Steinkreis etwas genauer an!

Es gibt eine tiefere Bedeutung, warum wir heute hier zusammengekommen sind. Der Kreis ist das ewige und zeitlose Symbol von Einheit, Vollkommenheit und Vollendung. Als Urbild für die ideale Ordnung, da alles Leben einem bestimmten Zyklus unterliegt.

Ein Kreis als Symbol dessen, was sozusagen unendlich

ist und dem ewigen Sein entspricht. Und somit kannst du auch erkennen, dass unser Leben unvergänglich und fortwirkend ist, dass unsere Talente und Wünsche in dir weiterleben.
So geht nichts, aber auch gar nichts, verloren: keine Wünsche, keine Gaben, keine Talente. Alles bleibt in der Unendlichkeit des Seins erhalten. Sei mutig, deinen Weg zu gehen. Inspirationen und Denkanstöße mögen dir dabei helfen, das im Leben zu verwirklichen, was wir nicht realisieren konnten.
Denk nicht, dass uns dies mit Bedauern erfüllt! So sehen wir doch in unseren Nachkommen auch immer wieder Anteile von uns, die uns Freude machen und uns erkennen lassen, dass nichts aufhört zu existieren, dass sich lediglich die Räume wandeln, in denen wir unterwegs sind. So haben wir jetzt eine andere, vielleicht weitere Perspektive auf das menschliche Leben gewonnen und sind voll und ganz im Vertrauen, dass alles im Leben einen Sinn hat und wir von einer höheren Macht geschützt sind.
Und so treten nach und nach deine Ahnen nach vorne:

* *Ich überreiche dir heute eine Sonnenblume als Symbol für die Leichtigkeit. Oft ist die Leichtigkeit in meinem Leben zu kurz gekommen, und ich habe hart und ohne Rücksicht auf meine Bedürfnisse und Gesundheit gearbeitet.*

* *Von mir erhältst du die Gabe der Kreativität. Nimm dir einen Moment des Rückzugs, um dir zu überlegen, wie du sie in dieser Welt am besten verwirklichen kannst. Vielleicht möchtest du malen, schreiben, musizieren oder fotografieren. Dir fällt bestimmt etwas ein. Als Erinnerung bekommst du von mir ein Skizzenbuch, um deine Ideen aufzuzeichnen.*

* *Hier ist mein Geschenk für dich. Ich überreiche dir eine weiße Rose. Lass sie in dir erblühen und deine Liebe, Reinheit und Sanftmut zum Ausdruck bringen. Oft war ich unbeherrscht und aufbrausend, und alles musste schnell und sofort geschehen. Dadurch habe ich diese Seite in mir nicht gelebt.*

* *Heute wirst du von mir mit einem Schwert ausgestattet. Möge dieses Schwert dir den nötigen Mut und die Kraft geben, deinen Lebensweg zu verwirklichen, den du dir von Herzen wünschst. Ich habe in meinem Leben oft die Erwartungen anderer erfüllt, und mir fehlten die Unerschrockenheit und der Wagemut, meine Wünsche und Ziele in die Tat umzusetzen. Doch du kannst jetzt mit Beherztheit und Kühnheit deinen eigenen Weg beschreiten.*

* *Ich überreiche dir eine Handvoll Erde. Möge dir die Erde zu einer tiefen Verbundenheit mit der Mutter Natur verhelfen. Ich habe mich viel zu oft in geschlossenen Räumen aufgehalten und gar nicht bemerkt, wie viel Energie und Kraft mir die Zeit in der Natur hätte schenken können.*

* *Du erhältst heute von mir eine Waagschale als Symbol für innere Ausgeglichenheit. So mögest du dich immer in deiner Mitte befinden und Zugang zu deiner inneren Harmonie finden. Dort kannst du dich erholen, auftanken und neue Kräfte für die Bewältigung deines Alltags gewinnen.*

* *Ich darf dir heute eine Fackel überreichen. Möge dir diese Fackel den Weg ausleuchten, um deine tiefsten Wünsche, Bedürfnisse und Hoffnungen zu erkennen, sodass du letztendlich dich selbst in deiner ganzen Strahlkraft, Schönheit und Einzigartigkeit wahrnimmst.*

Voller Dankbarkeit nimmst du die persönlichen Andenken entgegen und spürst das tiefe Band, das dich mit deinen Ahnen verbindet.

Zum Schluss tritt eine ältere Frau mit langem, dunklem

Haar und einem schillernden, farbenfrohen Gewand auf dich zu. Ihre liebevollen Gesichtszüge drücken Güte und Freundlichkeit aus.

Es ist jetzt an der Zeit, dass wir uns voneinander verabschieden. So ist es meine Aufgabe, dir einen Stein von diesem heiligen Ort zu überreichen. Er wird dich immer wieder hierher zurückführen, wenn du es dir wünscht und die Erinnerung wird wieder lebendig werden.

Mit diesen Worten legt sie dir einen zierlichen Stein in deine Hand und du fühlst ein sanftes Pulsieren in deiner Handfläche. Lächelnd und dankbar verabschiedest du dich von deinen Ahnen denn du spürst, dass der Zeitpunkt gekommen ist, dich langsam wieder auf deinen Rückweg zu begeben. Du verlässt den Steinkreis und betrittst den Pfad, der dich zum Ausgangspunkt deiner Reise zurückbringen wird.

Dem Fröhlichen gehört die Welt,
die Sonne und das Himmelszelt.

(Theodor Fontane)

12 Das Licht in dir

Stell dir vor, du begibst dich an einen malerisch gelegenen See. Das Farbspiel des Wassers wechselt zwischen beeindruckendem Tiefblau und sanftem Türkis. Eingebettet zwischen Sträuchern und Gräsern wirkt der See idyllisch und ruhig. Du kannst die sanften Wellenbewegungen des Wassers deutlich wahrnehmen und merkst, wie wohltuend das Beobachten dieses geruhsamen und gleichmäßigen Rhythmus ist. Du spürst, dass du dich an einem Ort befindest, der es dir ermöglicht, dich sicher und geborgen zu fühlen.

Die vormals leichte Wolkendecke macht nach und nach den Strahlen der Sonne Platz. Das Sonnenlicht spiegelt sich im Wasser, und ein zauberhaftes Glitzern verziert die Wasseroberfläche. Fast erscheint es dir, als ob kleine Lichtfunken auf dem Wasser zu tanzen beginnen.

Eine angenehme Wärme breitet sich in dir aus, und du spürst ein leichtes Prickeln auf deiner Haut. Es fühlt sich an, als würden die Sonnenstrahlen dich sanft streicheln und dich einladen, dir einen Moment Zeit für dich zu nehmen, fernab von den Anforderungen des Alltags, dich für eine Weile in eine tiefe Entspannung fallen zu lassen und dir zu gönnen, einfach einmal nichts zu tun.

Du entdeckst einen hölzernen Steg, der ins Wasser hineinführt. Ganz sachte und kaum vernehmlich brechen sich die Wellen an den stabilen Pfeilern des Stegs. Du weißt, dass du dort sicher bist und gehst den Weg zum Wasser hinab, um dich vorsichtig an den Rand zu setzen und deine Füße im erfrischenden Wasser für eine Weile baumeln zu lassen. Das Wasser ist so wohltuend, nicht zu warm und nicht zu kalt, einfach genau richtig. Du genießt diesen Augenblick in vollen Zügen und reckst dein Gesicht der wärmenden Sonne entgegen.

Auf einmal bemerkst du ein kleines Boot, das mit einem Seil am Steg befestigt wurde und ruhig und sanft auf den Wellen schaukelt. Dieses Boot sieht behaglich und gemütlich aus. Es ist gepolstert mit vielen bunten Kissen und Decken. Du spürst genau, dass dies dein Platz ist. Es ist ein stilles Angebot an dich, dich auf eine Reise zu begeben.

Vorsichtig steigst du in das Boot und löst behutsam das Seil, mit dem das Boot am Steg befestigt wurde.

Du machst es dir gemütlich, legst dich hin, deckst dich zu und räkelst dich wohlig unter der farbenfrohen Decke.

Die Sonne schenkt dir Wärme, das Wasser trägt dich, und ein leichter Wind umhüllt dich wie eine zarte Feder.

Du merkst, wie du dich voller Vertrauen einfach fallen lassen kannst. Tiefer Frieden und ein Gefühl von Gelassenheit und Lebensfreude steigen in dir auf.

Du schließt die Augen und lässt dich für eine Weile einfach dahintreiben, voller Freude über diese geschenkte Zeit: einfach einmal nichts tun, einfach einmal die Seele baumeln lassen und ganz im Hier und Jetzt verweilen.

Unverhofft nimmst du einen Schmetterling wahr, der langsam immer näher auf dich zuzukommen scheint. Du kannst ihn immer deutlicher erkennen.

Der Schmetterling ist wunderschön, so farbenprächtig, leuchtend und schillernd. Mit Leichtigkeit dreht er seine Runden und beginnt dich umsichtig zu umkreisen.

Behutsam streckst du deine Hand aus. Der Schmetterling lässt sich ganz sachte auf deiner Handinnenfläche nieder und schenkt dir damit sein ganzes Vertrauen. Du bewunderst seine einmalige Schönheit, seine Wendigkeit und Zartheit.

Du versinkst in diesen Augenblick. Es fühlt sich an, als ob die Zeit für einen Moment stehen bleibt. Tief in deinem Unterbewusstsein nimmst du wahr, dass der Schmetterling eine Botschaft an dich richtet:

Suche nicht die Bewunderung im Außen.
Suche das Wunderbare tief in dir.
Bewundere das, was du bist.
Bestaune dein Licht und die Liebenswürdigkeit in dir.
Siehst du deinen Glanz und deine Schönheit denn nicht?
Ich habe dich sofort erkannt.
Tief in dir steckt ein ganz besonderer Schatz, so prachtvoll, so voller Kostbarkeiten, so voller Licht und Liebe.
In dir wartet deine ureigene Symphonie darauf, sich zu entfalten und sich auszudrücken.
Spreng die Ketten, die du dir selbst auferlegt hast, und beginne, den Tanz deines Lebens zu tanzen.
Du besitzt eine einzigartige Gabe, bedeutende Talente und Fähigkeiten, die du als Geschenke mit in dieses Leben gebracht hast.
Diese zum Ausdruck zu bringen, wird dir Sinnerfüllung und Lebensfreude schenken.
Erkenne dich! Breite deine Flügel aus und fliege, immer dem Licht entgegen.
Lass das Licht dein Wegweiser sein, sodass du dem Leben mit mehr Leichtigkeit, Fröhlichkeit und Freude begegnest und den Plan deiner Seele erfüllen kannst.

In diesem Moment spürst du, welch großes Geschenk du gerade erhalten hast.

Du nimmst wahr, wie dich Gefühle des Glücks und der Zufriedenheit durchströmen.

Ja, du bist bereit, diese tiefe Wahrheit anzunehmen, dich anzunehmen, mit allen Kostbarkeiten, die du in dir trägst, und die ganze Kraft und Schönheit deines Lichtes zu erkennen und in dieser Welt zu entfalten.

Wärme und Harmonie breiten sich in dir aus. Du beginnst von innen heraus zu strahlen. Du wirst dir deines inneren Glanzes und Leuchtens bewusst und bist bereit, dieses Licht in der Welt zu verbreiten.

Der Schmetterling erkennt, dass du seine Botschaft verstanden und tief in deinem Inneren angenommen hast.

In stiller Dankbarkeit und Verbundenheit verabschiedet ihr euch voneinander. Als Gesandter der Leichtigkeit und der Erneuerung wird der Schmetterling an deiner Seite stehen und dich an deinen inneren Reichtum und deine Strahlkraft erinnern. Du hebst deine Hand dem Licht entgegen, und der Schmetterling schwingt sich mit Leichtigkeit in den Himmel.

Du spürst, dass es langsam Zeit ist, zum Ufer zurückzukehren. Wie von Zauberhand gleitet das Boot zurück zum Steg, an dem deine Reise begonnen hat.

Du befestigst das Seil an dem Steg und steigst in stillem Frieden und tiefer Freude in deinem Herzen aus dem Boot. Du breitest deine Arme aus und streckst sie dem Himmel entgegen. Du fühlst deine neugewonnene innere Freiheit und dein strahlendes dir innewohnendes Licht: ***das Licht in dir.***

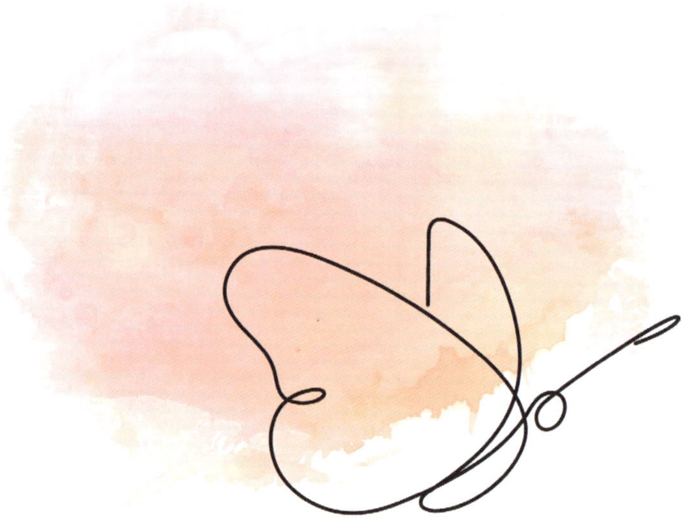

Bildnachweis:

S. 1ff Lotossitz: Valenty/Shutterstock.com
S. 2ff Schmetterling: RJ Design/Shutterstock.com
S. 3ff Lotosblüte: atabik yusuf djufni/Shutterstock.com
S. 6ff Wasserfarbe: Marina Zakharova/Shutterstock.com
S. 7ff Rose: Hulinska Yevheniia/Shutterstock.com
S. 10ff Mandala: elfinadesign/Shutterstock.com
S. 12 Blume: Valenty/Shutterstock.com
S. 17 Häuser: Valenty/Shutterstock.com
S. 20: Boris Stroujko/Shutterstock.com
S. 26 Valenty/Shutterstock.com
S. 27 Berg: Pylypchuk/Shutterstock.com
S. 28: Galyna Andrushko/Shutterstock.com
S. 42: Sofiaworld/Shutterstock.com
S. 43: Pylypchuk/Shutterstock.com
S. 49 Baum: LintangDesign/Shutterstock.com
S. 55 Baum: doddis77/Shutterstock.com
S. 56: Zadiraka Evgenii/Shutterstock.com
S. 57 Farn: marssanya/Shutterstock.com
S: 63 Bäume: Wilm Ihlenfeld/Shutterstock.com
S. 66: oatawa/Shutterstock.com
S. 73 Spiegel: Sonya illustration/Shutterstock.com
S. 74: Serg64/Shutterstock.com
S. 75 Schwan: Natata/Shutterstock.com
S. 81 Baum: grop/Shutterstock.com
S. 89 Labyrinth: Evgenii Pavlov/Shutterstock.com
S. 96: Zoom Team/Shutterstock.com
S. 105 Sonne: Alexvectors/Shutterstock.com

Durchbruch ins Licht

Gedichte der Zuversicht und der Hoffnung

Werner Vogel

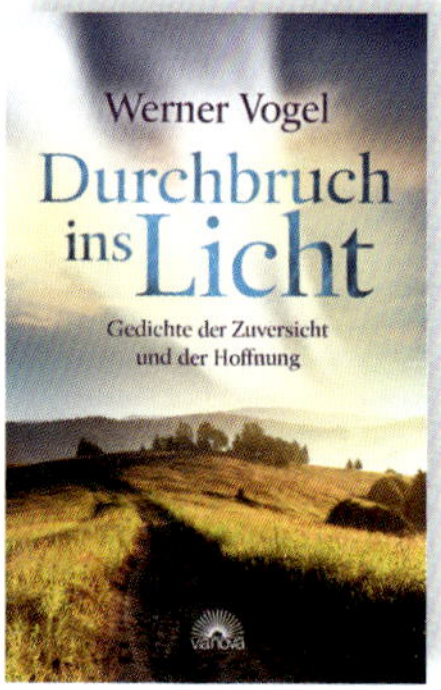

Hardcover, 48 Seiten, 11 farbige Fotos,
ISBN 978-3-86616-440-6

„Die Poesie von Werner Vogel ist wie fließendes Licht", so schreibt Barbara Schenkbier im Vorwort dieses wundervollen Gedichtbandes. Viel schöner kann man es kaum ausdrücken! Wenn Worte zu Licht werden und in unseren Herzen einen göttlichen Funken entzünden, dann erfüllen sie ihre allerhöchste Bestimmung, so wie die Gedichte von Werner Vogel. Sie sind ein Geschenk für alle, die von Sorgen, Ängsten und Nöten bedrängt werden, denn in ihnen erfahren sie das tröstende Licht der Hoffnung und Zuversicht. Und für all jene, die nach Selbsterkenntnis und göttlicher Wahrheit streben, werden die Verse zu hilfreichen lichterfüllten Wegbegleitern. Werner Vogels Gedichte sind Ausdruck der reinen Liebe und der alles verwandelnden göttlichen Kraft, es sind Worte aus Licht, die mitten ins Herz treffen.

Der Gesang des Windes

Eine Parabel vom Leben und der Liebe

Jill A. Moebius

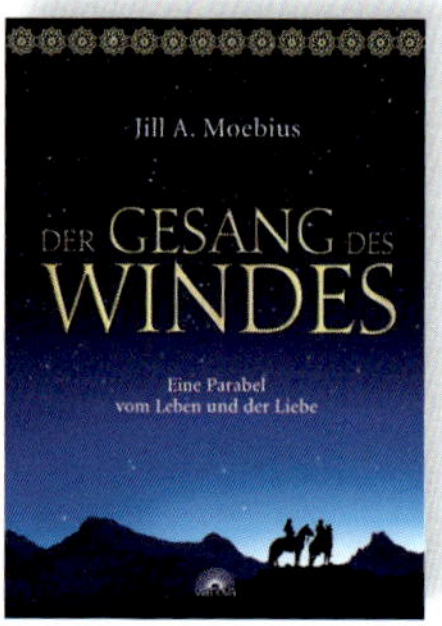

Hardcover, 216 Seiten, ISBN 978-3-86616-310-2

Omar, ein junger Hirte, sehnt sich nach Wahrheit und einem erfüllten Leben. Als er einem wandernden Weisen begegnet, beginnt eine spannende Reise, umrahmt von der magischen Welt des Orients. Auf der Suche nach dem größten Schatz lernt er den Zauber wahrer Liebe kennen, entdeckt die verborgenen Geheimnisse der Schöpfung und findet zu tiefstem inneren Glück. Eine poetische Erzählung voller Weisheit, die die Seele träumen lässt.